GESTÃO EM ATENDIMENTO

Manual Prático para Academias e Centros Esportivos

GESTÃO EM ATENDIMENTO

Manual Prático para Academias e Centros Esportivos

Fabio Saba

2ª edição
revisada e atualizada

Copyright © Editora Manole Ltda., 2012, por meio de contrato com o autor.

CAPA   Rubens Lima
PROJETO GRÁFICO   Departamento Editorial da Editora Manole
EDITORAÇÃO ELETRÔNICA   Luargraf Serviços Gráficos

Este livro contempla as regras do Acordo Ortográfico da Língua Portuguesa de 1990, que entrou em vigor no Brasil.

Dados Internacionais de Catalogação na Publicação (CIP)
(Câmara Brasileira do Livro, SP, Brasil)

Saba, Fabio
   Gestão em atendimento: manual prático para academias e centros esportivos / Fabio Saba. — 2. ed. rev. e atual. – Barueri, SP: Manole, 2012.

   ISBN 978-85-204-3348-5

   1. Academias de ginástica – Administração 2. Clientes – Atendimento 3. Consumidores – Satisfação I. Título.

12-03881   CDD–796.4069

Índices para catálogo sistemático:
   1. Academias de ginástica e centros esportivos : Administração   796.4069

Todos os direitos reservados.
Nenhuma parte deste livro poderá ser reproduzida, por qualquer processo, sem a permissão expressa dos editores. É proibida a reprodução por xerox.

A Editora Manole é filiada à ABDR – Associação Brasileira de Direitos Reprográficos.

1ª edição – 2004
2ª edição – 2012

Editora Manole Ltda.
Av. Ceci, 672 – Tamboré
06460-120 – Barueri – SP – Brasil
Tel.: (11) 4196-6000 – Fax: (11) 4196-6021
www.manole.com.br
info@manole.com.br

Impresso no Brasil
Printed in Brazil

*Se você não estiver servindo o cliente,
sua função é servir alguém que esteja.*

KARL ALBRECHT

Ele não foge à luta e adora desafios. Meu professor nas ondas, nas duas rodas e pai do Theo. Dedico este livro ao meu irmão caçula, Fúlvio.

Agradecimentos

Agradeço a Fabia Antunes que dividiu comigo a autoria da primeira edição deste livro. Hoje, doutora em Pedagogia do Movimento pela Universidade de São Paulo (USP), contribui ativamente para o desenvolvimento de uma melhor Educação Física na escola.

Aos queridos Marcel Gandra e Paulo Freixo que de várias maneiras contribuíram para o desenvolvimento deste documento.

A Cynthia Brandão que colaborou nas ideias e na leitura crítica desta edição.

Ao Dinu Manole que há 20 anos provocou-me o desejo de publicar ideias.

Sumário

Prefácio da 1ª edição XV
Prefácio à 2ª edição XIX
Apresentação XXIII
Introdução.. XXXI

PARTE 1 TÓPICOS COMUNS NOS MANUAIS DE GESTÃO
Apresentação 1
História.. 2
Por que fazer parte da equipe da Academia 3
Missão, visão, valores e objetivos 4
Qual o nosso negócio?... 6
Qual o nosso público-alvo? 6
O que a Academia oferece para os clientes.. 7
Horários de funcionamento 11
Planos, benefícios e valores oferecidos... 12
Fatores críticos de sucesso 12
Concorrência... 13
Benefícios da prática de exercício físico 14
Apresentação pessoal e profissional 15
Comportamento pessoal e profissional.. 20

PARTE 2   TÓPICOS COMUNS AOS MANUAIS TÉCNICOS
    Abordagem do cliente 32
    Atendimento ao cliente 32
    Observações gerais... 46
    Personal trainer.. 47

PARTE 3   MANUAL TÉCNICO: PROFESSORES
    Função 48
    Atendimento ao cliente 48
    Tarefas operacionais 59

PARTE 4   MANUAL TÉCNICO: PROGRAMAÇÃO INFANTIL (*KIDS*)
    Equipe.. 63
    Atendimento ao cliente 64
    Kids room 72

PARTE 5   MANUAL TÉCNICO: VENDAS E RECEPÇÃO
    Vendas e recepção.. 75
    Atendimento ao cliente 76
    Pagamentos... 80
    Entrada de visitantes.. 81
    Aula avulsa 81
    Justificativa de ausência... 81
    Férias (licença) 82
    Cancelamento de plano 82
    Informações sobre serviços complementares............................ 82
    Serviço de atendimento ao cliente (SAC) 85
    Padrão de atendimento telefônico 86
    Padrão de anotações de recados e visitas.................................. 88
    Perguntas e respostas 88
    Achados e perdidos.. 93
    Tarefas operacionais 94
    Observações finais 102

PARTE 6   MANUAL DE LIDERANÇAS

Gerente 104
Coordenador técnico 106
Supervisor de vendas 111
Ferramentas de controle 116
Contagem de acessórios 121
Serviço de Atendimento ao Cliente (SAC) 122
Comunicação interna 122

PARTE 7   MANUAL DE LIMPEZA

Limpeza 123
Encarregado da limpeza 124
Procedimentos 124

PARTE 8   FIGURAS 143

Prefácio da 1ª edição

É quase impossível esconder a satisfação que sinto em prefaciar este livro, pois, muito além da admiração profissional que tenho por Fabio Saba, sinto-me privilegiado por tê-lo como amigo.

É realmente difícil escrever sobre o trabalho de Fabio Saba, destacando apenas seu lado profissional. Nesta obra, ele organiza todas as informações relevantes ao administrador de uma academia de ginástica. De maneira clara, direta e explicativa, menciona todos os tópicos importantes e necessários para a formação da equipe que trabalha em uma academia.

Tudo que o Fabio conquistou na vida é fruto de sua extrema competência, aliada a um caráter admirável. Ele temperou essas qualidades com dois ingredientes básicos, que o fizeram alcançar tanto sucesso e respeito em todo o Brasil e até mesmo no exterior: determinação e muita emoção em tudo que se propõe a fazer.

Minha personalidade tem características até certo ponto interioranas, pois nasci e vivo numa cidade relativamente pequena, Petrópolis (RJ), onde a maioria das pessoas se conhece, conversa e "ainda" se abraça. É por isso que logo no nosso primeiro contato, em 1987, numa convenção do ENAF, em Varginha (MG), não hesitei em dizer ao Fabio: "Ei, 'meu', sabe que eu fui com a sua cara?".

Visivelmente surpreso, Fabio respondeu com um sorriso, diria meio simpático, meio sem graça. Compreensível, claro, afinal de contas esse tipo de abordagem não é muito comum entre os metropolitanos.

O resultado não poderia ter sido melhor, pois naquele momento nascia uma amizade verdadeiramente sólida e incondicional, regada pelo respeito e pela administração mútua que se mantém até hoje, apesar dos quase 500 quilômetros de distância que nos separam "fisicamente". Ainda bem que existe a ponte aérea!

A mãe natureza "conspirou" a meu favor, pois, embora ele seja nove anos mais moço que eu, aprendi e ainda aprendo muito com ele. Muito, mesmo!

E agora, após tantos anos de convívio, depois de termos tido todos os "papos de esquina" possíveis e de eu ter assistido a algumas de suas esplêndidas palestras, este livro novo e surpreendente me trouxe ainda mais conhecimento. O Fabio é assim mesmo: está sempre se superando!

Só um profissional com o seu perfil, com a sua incrível experiência como professor e também como gestor, associada à sua vida acadêmica, conseguiria passar para o papel tanto conteúdo, repleto de indicações extremamente úteis.

Utilizando uma linguagem coloquial, didática e muito objetiva, Fabio e sua colega e coautora Fabia Antunes conseguem sempre facilitar o entendimento do leitor, e vejo que as qualidades dos dois se somaram para um resultado ainda melhor. Quando os autores apresentam a solução para determinada situação-problema, a autoconfiança dos dois permite que não "escondam o jogo" e, portanto, coloquem todas as cartas sobre a mesa.

O entusiasmo dos autores pelo tema reflete-se em cada parágrafo. Transmitem como poucos a paixão que têm pelo trabalho, esse amante e companheiro inseparável, independentemente das "maratonas" profissionais, das inúmeras noites mal dormidas e até mesmo das "não dormidas".

Voltando ao meu amigo, às vezes fico em dúvida: será que Fabio está trabalhando ou se divertindo? Afinal, é fascinante a sua motivação, como também o prazer que transparece em tudo que se propõe realizar.

Esse notável prazer é que o impulsiona para voar como uma águia, cada vez mais alto, com muita determinação e coragem. Mas é bom lembrar que nem por isso ele abandona seus preceitos éticos – Fabio nunca vai atropelar coisas ou pessoas.

Determinação e coragem para encarar de frente os mais difíceis obstáculos, sem temer a derrota, característica exclusiva dos grandes lutadores!

Deixo de lado a emoção e sugiro, de forma profissional e imparcial, que os leitores fiquem atentos a cada palavra escrita neste livro. Depois de cada vírgula, poderão encontrar uma resposta para os seus questionamentos no que se refere à excelência profissional e ao relacionamento interpessoal, itens que considero básicos e vitais para todas as empresas que almejam o sucesso.

Boa leitura e, se me permitem:

Obrigado por tudo e por mais esta honra, amigo!

Prof. Murilo Guerra
Professor de Educação Física e
proprietário das Academias Aeróbica, em Petrópolis

Prefácio à 2ª edição

Após a 1ª edição (2004), o professor Fabio Saba (re)publica *Gestão em atendimento: manual prático para academias e centros esportivo*s, uma obra que descortinou o cenário gerencial na área de Educação Física, especialmente nos segmentos relacionados ao título. Fruto de sua larga experiência e postura investigativa no tema, Fabio atualiza os conhecimentos necessários à construção de uma cultura de atendimento, consolidando a pedra fundamental lançada 8 anos atrás.

Fabio Saba, profissional de Educação Física, graduado pela Fefisa, concluiu seu mestrado na USP, titulando-se Mestre, pois, em sua trajetória profissional, foi, é, e sempre será mestre para muitos, colegas de trabalho e alunos.

De professor em academias de ginástica a uma das grandes referências e lideranças da Educação Física, Fabio transitou em funções e espaços diversos, e de grande destaque, como Secretário Adjunto da Educação do Estado de São Paulo, Membro do Conselho Regional de Educação Física de São Paulo, professor de inúmeros cursos de pós-graduação, palestrante em diversos cursos e congressos (na área de qualidade de vida, saúde e exercício físico e atendimento a clientes), e consultor em montagem e reestruturação de academias de ginástica e centros de condicionamento físico, no Brasil e no exterior. Em todas as funções que ocupou, Fabio sempre atuou como gestor, independentemente de cargo, o que acabou por se consolidar como um traço de caráter.

Foi com grande satisfação, e certa ansiedade, que recebi o convite para prefaciar uma de suas obras. Apresentar ao leitor o trabalho de um grande profissional da área de Educação Física, nossa área, é um privilégio, um verdadeiro presente. Assim, o convite que me foi empenhado, para além de agradável, de grande responsabilidade o é.

Em *Gestão em atendimento*, Fabio desfila toda a autoridade e competência adquirida e desenvolvida ao longo de sua carreira, oferecendo a professores, coordenadores, gerentes e proprietários, normas e procedimentos para as áreas de vendas e recepção, para as modalidades de musculação, ginástica, natação, *kids* e para a limpeza. Verdadeiras ferramentas na direção da obtenção de sucesso, por intermédio de uma proposta de trabalho ética e consistente. Com seu vasto conhecimento e experiência sobre o tema, discorre sobre o conteúdo com domínio e tranquilidade absolutos, comuns àqueles que se apropriam do conhecimento para além da esfera cognitiva, tornando-se uma competência atitudinal, verdadeiro hábito. A discussão dos conteúdos é completa e relevante, com uma linguagem clara, objetiva e desafiante, predicados que ele carrega em seu caráter profissional.

Assim, Fabio nos brinda não apenas com um "simples" manual de normas e condutas, o que já seria muito em uma área como a nossa, tão carente de informação (que dirá formação) na direção do desenvolvimento de competências gerenciais; brinda-nos sim com um verdadeiro espaço de discussão para implantação de uma cultura de qualidade de atendimento. Por isso, meu amigo, registro aqui minha grande alegria em constatar o seu crescimento como "um dos grandes da Educação Física".

Aos leitores interessados no assunto, e no seu desenvolvimento profissional gerencial, especialmente para os que transitam nos segmentos de academias e clubes esportivos, recomendo a leitura dedicada e atenciosa do presente trabalho. Não tenho dúvida de que esta obra se tornará livro de cabeceira para os amantes do tema, referência obrigatória.

Ao professor Fabio Saba, deixo aqui registrado o "muito obrigado" em nome dos profissionais de Educação Física que desejam fazer a diferença, como você bem o fez em toda a sua trajetória profissional, e o faz neste capítulo dela.

Parabéns!

Prof. Marcelo G. da Costa, M.Sc.
Coordenador Pedagógico Nacional do
Curso de Educação Física do Grupo Estácio de Educação Superior e
Vice-Presidente do Conselho Regional de Educação Física
do Rio de Janeiro e Espírito Santo

Apresentação

O ponto de partida

O mercado de academias vem crescendo vertiginosamente e precisa de profissionalização bem definida. Se acompanharmos o desenvolvimento dessa área veremos uma rápida evolução em diversas vertentes – tecnológicas, administrativas e das áreas relacionadas à saúde –, o que tem proporcionado mais opções aos seus diversos segmentos.

De maneira geral, a população está se interessando cada vez mais pela prática de atividade física, e a faixa etária dos praticantes também está se ampliando. Os espaços destinados a essas atividades estão cada vez mais presentes em clubes, escolas, hotéis, condomínios residenciais, empresas, spas, hospitais e clínicas de reabilitação, até mesmo em centros de beleza e estética.

Todo esse movimento exige melhor preparação do profissional prestador desses serviços: o usuário quer qualidade e competência. Essa necessidade ultrapassa as questões voltadas à estrutura física da empresa, indo além dos tão importantes equipamentos e acessórios para a prática das atividades esportivas. As novas questões envolvem os recursos humanos e o relacionamento entre os diversos profissionais. É preciso haver qualidade técnica individual e em grupo. É preciso, também, que cada profissional conheça os modelos de exercícios físicos pela perspectiva dos mais modernos conceitos e de acordo com as melhores técnicas aprovadas cientificamente. Além disso, os profissionais desenvolverão o trabalho necessariamente em equipe, trabalhando com foco direcionado para objetivos comuns. Nesse caso, cabe ao líder sempre melhor desenvolver sua equipe.

É preciso ter profissionais bem capacitados. Professores devem ter formação acadêmica adequada e contínua. Consultores de vendas (recepcionistas e vendedores) devem ser competentes no atendimento, nas técnicas de vendas e conhecer os vários aspectos do serviço prestado. Todos os colaboradores devem saber o que é uma academia e o que ela pretende. Coordenadores e gerentes devem atuar como líderes participativos e ótimos executores das diretrizes determinadas pela direção da empresa.

Além das funções técnicas e específicas de cada um dos envolvidos na empresa, é primordial que todos estejam preparados para atuar como bons gestores de relacionamentos. Este, na verdade, é o ponto central do negócio academia. A empresa como um todo precisa entender profundamente da filosofia do negócio para atender às necessidades do cliente e, assim, ajudá-lo a conquistar seus objetivos e a realizar seus desejos. É isso que o motivará a frequentar semanalmente ou mesmo diariamente a academia, proporcionando o resultado tão desejado.

Uma simples estratégia

Nos últimos anos, no Brasil, o negócio academia vem sendo direcionado conceitualmente por questões estéticas. Os fatores geográficos levam à adaptação de hábitos norte-americanos e europeus ao nosso clima tropical e à nossa cultura, mais ligada à exposição do corpo. Mas não podemos ignorar o importante papel exercido pela mídia que, nos últimos anos, vem contribuindo para a construção de um paradigma de modelo corporal do jovem brasileiro: o corpo definido. A beleza do corpo e as modalidades esportivas vêm sendo constantemente relacionadas a produtos e serviços no intuito de fortalecer sua imagem e consequentemente imprimir maior credibilidade às marcas. O modelo corporal do atleta proporciona evidência, gera status. Predominam a baixa porcentagem de gordura e a massa muscular leve ou moderadamente desenvolvida (hipertrofiada). Além disso, a sociedade atual inclui um indivíduo fisicamente ativo no grupo das pessoas mais produtivas, pessoal e profissionalmente.

Na verdade, os valores estéticos confundem-se com as questões que associam o exercício à saúde. Os objetivos do cliente, do aluno que vai a uma academia, precisam ficar bem claros. Esse cliente requer também a orientação de profissionais capacitados, de maneira ética, dentro dos princípios científicos mais atuais. Os valores se confundem porque, em algumas ocasiões, os fatores estéticos são tão valorizados que as questões de saúde se deslocam para segundo plano, comprometendo o princípio fundamental do exercício físico, que é o foco na qualidade de vida e no bem-estar. O excesso de exercício aliado a uma alimentação hipocalórica, bem como o uso de esteroides anabolizantes são fatores que superficialmente podem aumentar a velocidade do ganho estético, mas que desvalorizam e comprometem profundamente a saúde.

O que sabemos é que os valores de saúde devem caminhar em conjunto com os estéticos, e nesse ponto de vista uma composição corporal adequada, dentro dos moldes das ciências da saúde, pode estar muito próxima do modelo estético adotado pela sociedade atual. Os benefícios biológicos devem sempre estar junto aos psicológicos e aos sociais. Um corpo nos padrões estéticos preconizados pela sociedade atual pode proporcionar benefícios psicológicos e sociais. Estar em forma, dentro desses padrões, pode aumentar a autoestima do indivíduo, característica que fortalece ainda mais a permanência dos clientes nos programas de atividade física, motivando-os e fortalecendo sua aderência.

Acreditamos que seja este o ponto central da discussão: por que os valores estéticos são tão importantes para a sociedade atual? A questão está no processo. Estar em forma, dentro desse padrão, significa aumentar as possibilidades de aceitação na sociedade. E é isso que as pessoas procuram: inclusão social.

As pessoas entram em programas de exercício físico com objetivos muito próximos, mas, com o passar do tempo, outros propósitos vêm se acrescentar aos iniciais. O jovem adulto (dos 18 aos 45 anos) tende a direcionar-se inicialmente para as questões estéticas, mas sua permanência é fortalecida pelos relacionamentos interpessoais criados dentro da academia. Um outro exemplo refere-se aos programas de exercício para a terceira idade. De maneira geral, essas pessoas tendem a iniciar os exercícios por questões ligadas à saúde, mas a manutenção nos programas está diretamente relacionada às questões socioafetivas. Por tudo isso, pode-se considerar, de maneira estratégica, que a academia representa um fenômeno social e afetivo, o que leva esse tipo de organização a desenvolver estratégias pedagógicas que favoreçam as relações entre alunos, professores e colaboradores. Campeonatos, gincanas, festivais, viagens e festas são alguns dos eventos que devem ser organizados para esse fim. E o convívio entre todas essas pessoas que compõem a academia é um dos principais objetivos desse modelo de centro esportivo: um local onde pessoas encontram-se, relacionam-se e têm objetivos e necessidades próximas.

Com tudo isso é preciso não perder de vista o objetivo principal. Pode-se dizer que esse modelo estético e de saúde, que fortalece os laços socioafetivos, é indispensável ao gestor como visão estratégica para direcionar a empresa para o sucesso. É importante focalizar, em determinados momentos, uma ou outra questão que compõe o processo e seu fim, mas, em outras fases, é preciso relacionar as diferentes questões. O processo consiste em fortalecer as questões estéticas, com o devido respeito à saúde, para aumentar as possibilidades dos relacionamentos interpessoais. O fim consiste em desenvolver e proporcionar qualidade de vida e bem-estar.

Uma visão crítica

Vale aqui uma reflexão sobre a experiência acumulada e sobre o que temos observado: onde estamos e para onde vamos? O que é uma academia? O que é uma empresa academia? Quando e como elas se relacionam? O que significa mercado e onde ele está posicionado? Como foi planejado o investimento nesse negócio? Como se desencadeou o processo de implantação das academias já existentes?

As academias caracterizam-se por oferecer, com fins lucrativos, um espaço adequado para a prática de exercícios físicos. Operam sob a responsabilidade de gestores e profissionais de Educação Física que avaliam, prescrevem e orientam a prática de exercícios de forma segura, eficaz, motivante e ética. Pelo menos deveriam ser assim!

O que notamos é que muitas vezes as empresas não medem detalhadamente as suas possibilidades de negócio: os potenciais e as dificuldades perante a sociedade. Falta planejamento. Falta pesquisar ainda mais as reais necessidades da comunidade local, adaptar suas ações à nossa cultura, mesmo em época de globalização. Talvez a concorrência não esteja sendo analisada de maneira detalhada e com o devido cuidado. Pode não estar ocorrendo uma avaliação específica do dinheiro investido, bem como da taxa interna de retorno (TIR) e do *payback*.

Há também as questões técnicas. Será que há uma preocupação de unificação de linguagem dos programas de exercícios físicos oferecidos? E a forma de atendimento? E as estratégias de vendas? O aluno é tratado como realmente merece? E os sistemas gerenciais, de produtividade de vendas, de desempenho de professores, de limpeza, de controle de satisfação do cliente? Como saber se o desenvolvimento do trabalho está de acordo com o esperado ou se está proporcionando os resultados pretendidos?

Com todas essas questões, é nítido que o mercado precisa se reorganizar. É necessária uma reestruturação que leve a empresa a encarar o cliente não apenas como um aluno, mas sob todos os significados associados à palavra cliente. Independentemente dos valores investidos, a vida de uma empresa academia – como qualquer outra empresa – pode ser duradoura se ela estiver focada nas reais necessidades do cliente.

Acreditamos que as necessidades desse segmento empresarial se resolvam pelo estabelecimento de uma filosofia da empresa, que proporcione um ótimo atendimento ao cliente. Somos prestadores de serviços. Os valores que os clientes representam para uma prestadora de serviços precisam ser vistos como elemento vital para ela. É preciso ter mais do que um Sistema de Gestão. É necessária uma estratégia bem elaborada para gerenciar o atendimento como um todo, em cuja organização todos participem. Todas as pessoas que mantêm contato direto e indireto com o cliente precisam estar integradas no sistema de atendimento. Esse é com certeza o caminho do sucesso.

Este trabalho tem o objetivo de iniciar uma discussão na área das organizações esportivas. É preciso conscientizar os centros de prática de exercício físico a respeito da importância de um sistema de atendimento planejado e organizado. É preciso saber, também, que as questões relativas ao atendimento podem ser muito lucrativas. Diminuir a rotatividade de clientes aumenta a aderência. Valorizar o cliente aumenta a aderência e sempre traz lucro.

Por que um manual?

Este trabalho, que denomino manual, tem uma história: ele representa uma evolução em nossas atividades profissionais. É a soma de algumas informações técnicas, discussões em grupo, muita leitura, necessidades operacionais administrativas do dia a dia, sensações, muitos erros e, hoje, muitos acertos também.

A longa preparação deste livro nasceu da necessidade de reorganização, ou mesmo de redefinição, de uma atividade muito importante: o gerenciamento de uma academia. O gerenciamento de uma academia grande.

Voltemos ao início dos anos 1990. Coordenador de academias – esse era meu cargo naquela época, em uma das mais conceituadas academias do país. E o que era ser um coordenador? Aí surgia a primeira questão. O coordenador tinha a responsabilidade de cuidar especificamente da área técnica. A responsabilidade consistia em cuidar dos professores e dos horários de aula. Por exemplo, a falta de um professor, situação frequente, ou mesmo uma mudança qualquer no quadro de horários. As funções não eram muito específicas e, muitas vezes, o coordenador não sabia se estava executando uma tarefa da sua alçada ou se estava ultrapassando seus limites operacionais. Não havia um documento que explicasse as tarefas administrativas e operacionais que um coordenador técnico ou um gerente de área deveria cumprir. Mas, naquele momento, resolvi assumir a responsabilidade e procurei informações sobre o cargo. Pesquisei na literatura técnica e não encontrei nada. Não havia referências sobre questões administrativas específicas de academias em que pudesse me basear. No início, assim como tantos colegas em outras academias, eu procurava resolver minhas dúvidas com base no velho jogo de tentativa e erro.

Pouco tempo depois já estava cuidando de todas as áreas da academia. Meu cargo, então, era de coordenador geral, centralizando todas as tarefas com o objetivo de dar uma unidade aos sistemas de gestão. Meu objetivo foi realizado, mas de maneira amadora e analógica, e mais uma vez as técnicas de tentativa e erro foram usadas. Não existiam outras academias ou uma empresa com características próximas, com as quais pudéssemos trocar informações e desenvolver um modelo gerencial. Todos nós sentíamos falta dessa visão: proprietários, professores, coordenadores de área, todos. Mas, na época, não sabíamos exatamente o que faltava.

Após alguns anos, a academia em que eu trabalhava resolveu expandir-se. Ocorreram mudanças de diretoria e de repente estávamos com quatro unidades. E lá estava eu, como diretor técnico da academia, gerenciando dezesseis coordenadores de área e aproximadamente 250 professores e estagiários, em duas unidades na capital e outras duas no interior.

Aí começava uma nova etapa dos questionamentos. Como gerenciar quatro academias de grande porte à distância? Conclusão simples: precisava de ferramentas que me proporcionassem maior controle. Desenvolvemos rapidamente algumas delas, mas ainda de maneira analógica. Nossos referenciais eram nossas experiências do dia a dia. Isso me incomodava. Sabia que precisava de muito mais.

O tempo passou e começamos a desenvolver uma unidade intelectual, baseada nos interesses comuns. Os dezesseis coordenadores começavam a pensar de maneira nova. Já não eram somente responsáveis pela procura de um professor para cobrir a falta de outro professor. Todos estavam evoluindo, analisando a produtividade das suas equipes. Verificávamos a produtividade do professor, a adequação dos horários propostos e das modalidades oferecidas, e assim surgiu uma forte motivação na equipe. Os coordenadores estavam aprendendo, se reciclando com informações que eram coletadas por nós mesmos. A equipe começava a entender o real significado da palavra coordenar – ordenar em conjunto, com uma visão crítica e com foco na produtividade. Começamos a ter mais subsídios para tomar decisões. Tínhamos informações mais consistentes para distribuir prêmios e elogios e até para antever problemas que pudessem comprometer a qualidade do trabalho.

Tudo isso era muito importante. Mas uma das metas principais era fornecer aos professores informações educativas. Nessa época, todos os profissionais designavam um final de semana por mês para os treinamentos em cada modalidade oferecida pela academia. O objetivo era ensiná-los, prepará-los mais e mais para nossos clientes ficarem cada vez mais felizes, mais satisfeitos. Todo esse processo consistia em nos tornarmos mais educativos e, ao ensiná-los, o reconhecimento, o reforço positivo deve estar sempre presente. Reconhecimento, palavra tão difícil e muitas vezes ausente no vocabulário de alguns gestores. Esse é o ponto. E todo modelo gerencial precisa valorizar seus recursos humanos, e essa valorização é ainda mais fundamental entre os prestadores de serviços. Esse é o foco.

Foi assim que nasceu a ideia deste livro. Mas o trabalho em uma, duas ou três academias foi só o início. Depois, as atividades começaram a se profissionalizar cada vez mais. A vontade de aprender me levou a estudar, pesquisar e transformar os sistemas de gestão empresarial tradicionais voltados para as academias e para os centros esportivos.

Nasceu então a Saba Consultoria, que nos últimos anos vem atendendo inúmeros clientes em todo o Brasil e no exterior. Posso afirmar que aprendi muito estando do lado de fora, olhando a academia por outro prisma, como consultor. Envolvendo-me parcialmente e ajudando nas diretrizes; adotando, assim, uma perspectiva diferente daquela acessível ao colaborador de uma academia (empresa). A possibilidade de trabalhar com várias realidades de academias por todas as regiões do Brasil e com distintas culturas nos outros países nos mostrou a enorme estrada que esse mercado tem pela frente. Cabe-nos acreditar e fazer bem feito.

Reuni os resultados desse percurso e resolvi finalmente publicar este livro. Nosso objetivo, aqui, é o de colocar em discussão várias ideias a respeito de um mercado em que acredito, e que sem dúvida irá cada vez mais transformar positivamente a vida das pessoas.

A experiência reunida neste livro constitui um exemplo que pode ser adaptado e seguido por qualquer academia ou centro esportivo que tenha como filosofia melhorar a qualidade de vida e o bem-estar das pessoas.

Introdução

Um manual de gestão em atendimento, numa academia, tem como objetivo esclarecer e direcionar funções, e fortalecer o modelo de relacionamento gerencial entre departamentos, para que o cliente receba as informações solicitadas de forma correta e rápida. O manual não deve ser utilizado para engessar as funções, o que representaria a colocação de uma equipe de robôs à frente do atendimento.

O gerente da academia deve ter muito cuidado para que nenhuma das ações exercidas pela sua equipe se torne mecânica. Se isso acontecer, os colaboradores deixarão de pensar e vão simplesmente executar funções programadas.

Um manual de atendimento deve obrigatoriamente esclarecer todas as informações pertinentes à empresa, à concorrência, ao público-alvo e aos clientes. Com isso, qualquer colaborador poderá basear-se nas regras e na filosofia estabelecida quando for executar suas ações no ambiente de trabalho.

É difícil adaptar um novo colaborador às tarefas diárias, e gasta-se muito tempo para transmitir as informações pertinentes a cada função, por exemplo, ensinar todas as etapas de cadastro de um novo cliente na academia ou os procedimentos relativos a uma simples renovação.

Seria muito mais fácil se cada departamento tivesse seu próprio manual de atendimento, contendo todas essas informações. Ao contratar um colaborador, a primeira providência seria entregar esse manual para que o novo contratado conhecesse as normas e os procedimentos da empresa. É exatamente por isso que apresentamos neste livro um modelo com orientações e diretrizes básicas para a elaboração de um manual interno para a empresa, reunindo exemplos que podem ser adaptados conforme as características e a filosofia particulares.

O gerente da academia deve estar atento às atualizações necessárias. Qualquer mudança deve repercutir imediatamente no manual, para que as versões dos departamentos não fiquem desatualizadas. Outro cuidado importante refere-se ao número de cópias desse manual. O documento contém informações relevantes sobre a empresa e pode facilmente cair nas mãos da concorrência. Não deixe que colaboradores retirem o manual da academia, seja para estudarem em casa, seja para tirarem cópias sem o devido controle administrativo. Afinal, o colaborador pode estudar enquanto pratica uma atividade na bicicleta ergométrica, por exemplo.

Cada departamento deve possuir seu próprio manual, mas alguns itens devem ser apresentados para todos os colaboradores.

Cada manual deve conter algumas informações sobre a empresa, para que o colaborador conheça os detalhes e perceba qual a filosofia de trabalho que vigora naquele estabelecimento. É importante que o proprietário, em conjunto com os coordenadores, gerentes ou diretores, construa cada item relacionado a seguir:

- Qual é o seu negócio?
- Fatores críticos de sucesso.
- Histórico da empresa.
- Filosofia da empresa.
- Missão da empresa.
- Objetivos da empresa.
- Valores da empresa.

É preciso também escrever sobre o exercício físico e seus benefícios, porque os consultores de venda e os recepcionistas podem desconhecer o serviço prestado e é essencial o conhecimento do assunto para que possam efetuar uma venda ou conversar adequadamente com um cliente.

É importante ressaltar que os professores de academia possuem diferentes filosofias de trabalho em relação à Educação Física e que, portanto, é essencial esclarecer como a empresa deseja que o profissional desempenhe seu trabalho.

A concorrência deve ser analisada de modo que a academia se posicione claramente em relação aos competidores próximos, e o resultado deve ser relatado para que todos os colaboradores conheçam os pontos fortes e fracos da empresa perante o mercado.

Ao iniciar a descrição das instalações e serviços, descreva cada item como se você, proprietário ou coordenador, estivesse apresentando sua empresa para grandes investidores. Enfatize cada detalhe e apresente minuciosamente cada espaço ou serviço da academia.

PARTE 1

Tópicos comuns nos manuais de gestão

Existem informações importantes sobre a sua empresa que devem ser compartilhadas com todos os colaboradores e descritas em tópicos comuns a todos os manuais.

O modelo sugerido neste livro utiliza o termo Academia como exemplo de nome de centro esportivo ou academia. Nos tópicos incluímos sugestões ou opções específicas para o seu manual, em forma de textos ou figuras (no final do livro).

APRESENTAÇÃO

Este tópico enfatiza as características gerais da Academia e explica sobre a importância dos manuais.

Descreva o que é a empresa, o que oferece aos clientes, o compromisso, a metodologia de trabalho, a equipe de colaboradores e, por fim, faça uma breve apresentação sobre os itens abordados nos manuais. Por exemplo:

> A Academia é um centro de atividade física e bem-estar que tem o compromisso de proporcionar meios eficientes para a melhora da qualidade de vida e fazer que o cliente se sinta bem, por meio de estrutura física, atendimento, qualidade técnica e assistência, na busca por resultados.
>
> Com uma metodologia de trabalho diferenciada e visando à mudança de comportamento, temos a missão de cuidar das pessoas, ensinando-as a

relacionar-se com a atividade física de forma saudável e prazerosa. Temos total dedicação em ensinar o que for necessário para que todos criem o hábito de praticar atividade física.

Inovando todos os conceitos, a Academia oferece a mais avançada tecnologia em equipamentos e programas de exercício físico, em ambientes amplos e agradáveis. Disponibilizamos aos nossos clientes:

- Ampla área de ginástica composta por duas salas para prática de atividades em grupo (ginástica, dança, yoga e artes marciais) e sala específica para *bike indoor*.
- Musculação e área cardiopulmonar, com equipamentos das melhores e mais sofisticadas marcas do mercado mundial.
- Três piscinas, sendo uma semiolímpica, uma específica para hidroginástica e uma para bebês.

Além desses itens, a equipe de profissionais da Academia foi rigorosamente selecionada e treinada com os mais sofisticados programas de exercício físico e qualidade de atendimento ao cliente.

Outros serviços estão disponíveis para os clientes, como restaurante, loja de roupas e acessórios, avaliação física e *kids room*.

O presente manual tem a função de apresentar as informações necessárias sobre a empresa, serviços oferecidos, descrição de cargos, funções, normas e procedimentos internos da Academia, facilitando seu ingresso em nossa equipe.

O desenvolvimento das tarefas dentro dos padrões estabelecidos é fundamental para que a empresa atinja seus objetivos; cabe a cada colaborador conscientizar-se desse fato e comprometer-se com o resultado final: a satisfação total do cliente.

HISTÓRIA

É importante esclarecer as características do ramo de atividade em que a empresa se insere. Nesse sentido, deve-se apresentar uma cronologia de fatos relevantes da formação do empreendimento, descrever a origem do capital e a composição acionária da empresa, informar o nível de faturamento atual, o número de funcionários, a cultura e o clima organizacional. Outras informações julgadas relevantes também devem ser reunidas para apresentar a empresa.

Um ponto relevante, muitas vezes relegado a segundo plano, é a apresentação das principais razões que motivaram o investidor a conceber a abertura do negócio.

Uma empresa, seja ela nova ou não, possui um histórico, que deve ser descrito para que os colaboradores comecem a ter contato com a filosofia nela existente. No caso de um novo negócio, o empresário deve esclarecer as suas expectativas para que todos busquem um único resultado. É importante descrever as experiências ou vivências nessa área de atuação, a prática do exercício físico. Caso o empresário seja iniciante no negócio, deve procurar incluir em seu quadro um especialista na responsabilidade técnica do empreendimento. Quando a empresa já existia e está passando por uma reestruturação, é importante ressaltar os itens já descritos neste capítulo. Nesse sentido, são fundamentais os aspectos relacionados ao histórico da empresa, desde sua abertura, passando por um relato da evolução de seus programas, por exemplo.

POR QUE FAZER PARTE DA EQUIPE DA ACADEMIA ?

Ao ingressar na Academia, é importante que todos os novos colaboradores sejam apresentados à equipe, passem por treinamento, conheçam todas as informações necessárias sobre a empresa e a política de recursos humanos (como a empresa vê o colaborador).

Sugestão para o seu manual:

> A Academia busca oferecer a estrutura necessária para que o relacionamento entre empresa, colaboradores e clientes seja harmonioso e de longa duração. Acreditamos que os resultados surgem quando a relação humana tem prioridade proporcional à do produto e à qualidade do serviço que são oferecidos.

Dedicamos muito tempo a nossos colaboradores, tanto no processo de seleção quanto na explicação do que a empresa representa como um todo e a diferença que pretendemos fazer na busca por novas maneiras de satisfazer as necessidades dos clientes. Cuidamos de nossos colaboradores e os tratamos com respeito. Assim, todos transmitem a dignidade e o respeito que recebem quando interagem com seus colegas de trabalho e com os clientes.

Nosso desafio é fazer que os colaboradores entendam como seus esforços atingem objetivos, enaltecem e mudam vidas, por meio de criatividade, paixão e comprometimento manifestados por eles e percebidos pelos clientes. Para isso, incentivamos e orientamos a busca por conhecimento, princípios orientadores de sucesso e autonomia pessoal.

Aqui, todos os colaboradores têm autonomia para fazer que cada visita do cliente em nossa Academia torne-se uma experiência singular.

MISSÃO, VISÃO, VALORES E OBJETIVOS

A qualidade dos serviços e do atendimento de uma empresa é sustentada por quatro pilares: missão, visão, valores e objetivos. A criação desse conjunto deve ser clara, de forma que todos os envolvidos no processo (colaboradores, gestores, fornecedores e sociedade) compreendam sua importância e coloquem em prática sua filosofia.

A construção desses pilares só será útil se a prática do dia a dia mostrar ser esse o conjunto de regras que regem a conduta dos colaboradores da sua empresa. Caso contrário, tornam-se somente um aglomerado de letras.

Missão

Missão refere-se ao propósito, ao porquê da empresa existir. É uma descrição precisa do que a organização faz e o negócio no qual está inserida. Cada colaborador da empresa deve ser capaz de verbalizar a missão dela sem hesitar.

Proporcionar bem estar por meio da mudança de comportamento, cuidando das pessoas em um ambiente saudável e acolhedor, com atendimento personalizado, diferenciado e comprometido com a conquista de resultados.

Visão

Visão relaciona-se com o que a empresa quer se tornar: deve apontar para o futuro, ir além dos limites relacionados às suas competências atuais e representar o que deseja ser.

Tornar-se um centro de referência para a prática da atividade física, por meio de qualidade de atendimento e metodologia de trabalho oferecida.

Valores

Valores são convicções claras e fundamentais que a empresa defende e adota como guia de gestão do seu negócio. São os princípios que servem de guia para os comportamentos, atitudes e decisões de todos que fazem parte dela, facilitando o comprometimento dos colaboradores entre si, com a empresa, com os clientes, com o mercado e com a comunidade.

- Excelência.
- Respeito.
- Comprometimento.
- Educação e gentileza.
- Busca de conhecimento.
- Mudança de hábitos.
- Unidade (espírito de equipe).

Objetivos

Os objetivos determinam o rumo a ser seguido: são propósitos desejados e perseguidos pela empresa que identifica o que se deseja realizar, por exemplo, proporcionar ao cliente um atendimento de alta qualidade.

QUAL O NOSSO NEGÓCIO?

É preciso estar atento para definir em qual negócio a Academia está inserida, dar atenção às necessidades de seus clientes e ficar atento para as constantes inovações que atenderão a essas necessidades.

Sugestão para o manual:

> *Nosso negócio: uma proposta de mudança de comportamento para o bem-estar.*
>
> O estresse, a falta de tempo, as cobranças, a exigência da vida em família são alguns fatores que transformam substancialmente o modo de vida das pessoas e resultam no sedentarismo, que é hoje a doença que mais mata no mundo.
>
> A preocupação em combatê-lo está associada ao fato de que a prática de atividade física vem sendo considerada por pesquisadores como um dos elementos mais importantes para uma melhor qualidade de vida. Por isso, a Organização Mundial da Saúde (OMS) recomenda pelo menos meia hora de atividade física por dia.

QUAL O NOSSO PÚBLICO-ALVO?

Quais clientes sua Academia busca alcançar?

No Brasil, a grande maioria da população não possui uma rotina saudável de exercícios físicos. Apenas uma pequena parcela realiza efetivamente um programa orientado de treinamento e obtém os resultados esperados. Uma porcentagem muito maior acaba entrando e saindo dos mais diversos programas de condicionamento físico, sem apresentar nenhum resultado objetivo. Embora desejem levar uma vida saudável, ficam apenas na intenção de realizar exercícios físicos e a prática não se concretiza pelos motivos mais variados, como a falta de motivação adequada.

Visando o potencial crescimento no mercado do ramo de atividades físicas, temos o desafio de conquistar a parcela da população que não está familiarizada com o exercício físico, além de atrair os clientes já praticantes e que buscam melhor qualidade de atendimento e serviços.

O QUE A ACADEMIA OFERECE PARA OS CLIENTES

O que a Academia oferece pode ser reunido em quatro grupos: estrutura física, recursos humanos, modalidades de exercícios físicos e serviços complementares.

Sugestão:

A Academia trabalha para oferecer aos clientes todos os requisitos necessários para a melhora da qualidade de vida e bem-estar.

Nossos clientes são acompanhados e monitorados o tempo todo, em todas as atividades, de forma segura e eficiente, permitindo que atinjam seus objetivos.

Ao ingressar na Academia o cliente terá o melhor atendimento, acompanhamento técnico e estrutura física da região.

A seguir, temos exemplos típicos do que as academias podem oferecer.

Estrutura física

- Salas de ginástica [colocar quantidade, metragem de cada sala, tipos de equipamentos e acessórios, piso, climatização, iluminação, sonorização, espelhos etc.].

- Sala de dança [colocar metragem da sala, tipos de equipamentos e acessórios específicos, piso, climatização, iluminação, sonorização, espelhos, barras etc.].
- Sala de ciclismo *indoor* [colocar metragem da sala, marca e quantidade de bicicletas, piso, climatização, iluminação, sonorização, espelhos etc.].
- Sala de lutas [colocar metragem da sala, tipos de equipamentos e acessórios específicos, piso, climatização, iluminação, tatame etc.].
- Sala de musculação [colocar metragem da sala, quantidade, características gerais e marca(s) dos aparelhos e acessórios, piso, climatização, iluminação, quantidade de TVs, espelhos, setorização de equipamentos, *software* para controle de treinos etc.].
- Sala cardiovascular [colocar metragem da sala, quantidade, tipo(s), características gerais e marca(s) dos equipamentos, climatização, iluminação, quantidade de TVs etc.].
- Piscina semiolímpica [colocar metragem, profundidade, número de raias, tipo de tratamento da água, temperatura, acesso aos vestiários etc.].
- Piscina para hidroginástica [colocar metragem, profundidade, tipo de tratamento da água, temperatura, acesso aos vestiários etc.].
- Piscina infantil e para bebês [colocar metragem, profundidade, tipo de tratamento da água, temperatura, equipamentos adaptados, acesso aos vestiários etc.].
- Vestiários [guarda-volumes, armários, secadores, piso especial, chuveiros etc.].
- Vestiário infantil [chuveiros e banheiras adaptados, piso especial, climatização etc.]
- Saunas [tipo de sauna, localização etc.].
- Sala das crianças/*kids room* [metragem, ambiente adaptado, brinquedos, DVDs etc.].
- Centro de estética.
- Sala de avaliação física e médica.
- Sala de avaliação nutricional.
- Café.
- Loja de artigos esportivos.

- Sala de pilates.
- Estacionamento [coberto, quantidade de vagas disponíveis etc.].

Recursos humanos

A Academia deve possuir uma equipe de profissionais rigorosamente selecionada e treinada periodicamente, buscando excelência na qualidade do atendimento e nos programas de exercício físico oferecidos.

Modalidades de exercício físico

O programa de exercícios físicos foi elaborado por uma equipe de profissionais de Educação Física especializada nas áreas de saúde, aptidão física e bem-estar. O nosso conceito de bem-estar está direcionado a proporcionar maior segurança, eficiência, motivação e ética.

Os clientes podem personalizar o treinamento com a ajuda de nossos profissionais, visando assim satisfazer as expectativas especiais de cada um.

Todas as aulas disponíveis no horário acontecem normalmente, independente do número de clientes que estiverem em sala; mesmo que haja apenas um cliente, a aula será realizada.

- Musculação: a musculação possui profissionais especializados, equipamentos de última geração (das melhores marcas nacionais e internacionais) e a mais completa linha de pesos e acessórios que garante o desempenho máximo nos treinos. Os exercícios físicos com aparelhos são um dos meios mais rápidos e eficientes para melhorar seu corpo. Um conjunto completo, seguro, eficiente e de alta tecnologia, que atende todos os grupamentos musculares e acompanha as tendências do mercado de atividade física.
- Treinamento cardiopulmonar: dirigido por profissionais especializados, utilizando os mais modernos equipamentos: bicicletas ergométricas, esteiras e aparelhos elípticos.

- Treinamento funcional: preparação do corpo de maneira segura e eficiente para os mais diferentes desafios de qualquer esporte, atividade física ou ocupacional e movimentos da vida diária.
- Modalidades de ginástica: motivação, energia e muita técnica marcam as diversas modalidades de aulas em grupo oferecidas pela Academia, que compõem um horário diário de aulas variadas e eficientes (Figura 1).
- Natação: aulas de natação para crianças (a partir de dois anos de idade) e adultos. Para as crianças, as aulas têm por objetivo desde a adaptação ao meio líquido até a aprendizagem das técnicas dos nados. Para os adultos, condicionamento físico, aprendizagem e aperfeiçoamento dos quatro tipos de nado.
- Hidroginástica: atividade em grupo na piscina recomendada a clientes de todos os níveis que tenham por objetivo melhorar o condicionamento cardiopulmonar, a resistência muscular e a flexibilidade com redução de impacto.
- Lutas: para as pessoas que apreciam a prática de lutas e artes marciais, oferecemos aulas de jiu-jitsu, boxe e judô.
- Dança: oferecemos aulas de balé clássico (crianças de dois a treze anos), dança do ventre e dança de salão.
- Programação infantil: programa dirigido a crianças de dois a treze anos, que envolve até três atividades diferentes (balé clássico, judô e natação), respeitando o estágio de desenvolvimento da criança. Além das atividades físicas, a criança conta com o acompanhamento de um monitor que a auxiliará na transição das atividades, no lanche e no banho.

Serviços complementares

- *Personal training*: os clientes interessados em ter aulas particulares podem escolher o profissional no *book* - pasta com foto, currículo resumido e área de atuação de cada professor. Esta pasta fica na recepção para consulta.
- Avaliação física: para iniciar a prática de exercícios físicos, precisamos conhecer bem o nível de aptidão física de cada cliente. O programa de exercícios é baseado nesses resultados, juntamente dos objetivos espe-

cíficos de cada um. Além disso, a realização periódica da avaliação física permite o acompanhamento da evolução dos resultados, apontando a eficácia e as mudanças necessárias no treinamento realizado.
- Avaliação médica: caso o cliente tenha trinta anos ou mais, terá que realizar também um eletrocardiograma de esforço, que o liberará ou não à prática de atividade física. Poderá ser feito na Academia ou pelo médico de preferência.
- Exame dermatológico: antes de iniciar a prática de qualquer atividade aquática, o cliente deve se submeter a um exame dermatológico (inspeção de pele) para detectar sua aptidão para a prática. Sua duração é de seis meses. Pode ser feito em uma das clínicas conveniadas ou em seu médico de preferência.
- Nutricionista: o acompanhamento nutricional é de real importância para uma melhor qualidade de vida, além disso, é grande aliado às intenções dos clientes. Um profissional especializado realiza uma avaliação nutricional e prescreve uma dieta equilibrada, respeitando as necessidades energéticas de cada cliente.
- Café: oferece refeições rápidas (lanches e bebidas não alcoólicas) e opções de almoço todos os dias, com cardápio bastante diversificado.
- Sala das crianças/*kids room*: espaço seguro destinado ao lazer e diversão das crianças, de zero a doze anos de idade, enquanto seus pais ou responsáveis treinam ou conhecem a Academia. As crianças de zero a dois anos deverão estar acompanhadas por um adulto responsável.
- Estúdio de pilates: aulas individuais ou em dupla, utilizando o método Pilates em aparelhos.
- Loja: loja de roupas *fitness* e acessórios para a prática de atividade física.

HORÁRIOS DE FUNCIONAMENTO

É importante que todos os colaboradores conheçam detalhadamente os horários de funcionamento da empresa (Figuras 2 e 3).

- Academia:
  – De 2ª a 6ª das 06h00 às 23h00

- Sábados das 08h00 às 14h00
- Musculação:
  - De 2ª a 6ª das 06h00 às 22h45
  - Sábados das 08h00 às 13h45
- Ginástica, dança e lutas:
  - De 2ª a 6ª das 06h30 às 21h30
  - Sábados das 09h00 às 13h30
- Piscina:
  - De 2ª a 6ª das 06h15 às 22h00
  - Sábados das 09h15 às 13h15
- *Kids room*:
  - De 2ª a 6ª das 08h00 às 12h00 e das 13h00 às 22h00
  - Sábados das 09h00 às 14h00

PLANOS, BENEFÍCIOS E VALORES OFERECIDOS

A Academia deve oferecer para seus clientes um leque de opções de planos, benefícios e valores que se encaixam de acordo com as necessidades de cada um (Figura 4).

FATORES CRÍTICOS DE SUCESSO

Uma empresa posiciona-se no mercado por meio de um ou mais fatores que a distinguem de seus concorrentes, e pelos quais formam a imagem que o público tem dela.

Na busca pelo sucesso e destaque no mercado, a Academia foi criada baseada nos seguintes fatores:

- Localização (facilidade de acesso, proximidade e estacionamento).
- Conveniência (horários de funcionamento, aulas e serviços oferecidos).
- Ambiente agradável.
- Equipamentos com tecnologia de ponta.

- Instalações, disposição de equipamentos e aparência física.
- Higiene e limpeza.
- Nível de conforto oferecido.
- Qualidade dos produtos e serviços.
- Imagem de confiabilidade.
- Escolha e conhecimento do público-alvo.
- Faixa de preços e condições de vendas praticadas.
- Nível técnico profissional.
- Qualidade no atendimento.

CONCORRÊNCIA

Para obter informações estratégicas de maneira regular e constante, com excelência e diferenciais em relação ao mercado, é preciso que a Academia (representada por seus gestores e colaboradores) faça uma análise periódica sobre:

- Evolução do comportamento dos clientes.
- Inovações do mercado (baseadas em tendências reais, não em modismos).
- Características e ações da concorrência (Figura 5).

A seguir são apresentados exemplos de análise da concorrência:

Academia 1: está localizada em uma ótima região da cidade. Possui boa apresentação externa, sendo a maior academia da cidade em número de unidades. Possui piscina para hidroginástica e natação, sala da musculação, sala cardiovascular, salas de ginástica e vestiário com sauna. Apresenta um bom número de equipamentos, mas sem manutenção, estando alguns sem funcionar e com uma boa quantidade de ferrugem. Apresenta planos diferenciados para os clientes, armários rotativos, livre trânsito para qualquer modalidade de ginástica e planos para natação e hidroginástica. Os preços praticados por essa academia acabam abaixando o valor de mercado por trabalhar com público de massa. Sua ênfase está na quantidade. É a academia mais frequentada da cidade.

Academia 2: possui uma estrutura inadequada em razão do crescimento desgovernado. Possui três salas de ginástica, uma sala de lutas, sala da musculação e cardiovascular, piscinas, além de vestiários, recepção e uma lanchonete. Oferece as modalidades: localizada, *step* e alongamento, entre outras. Apresenta um atendimento razoável na recepção.

Academia 3: recentemente passou por uma reforma na sala de ginástica e musculação, e apresenta um horário bem estruturado. Possui sala de *bike indoor* e de lutas. Os equipamentos cardiovasculares não apresentam boa manutenção. O atendimento na recepção é precário.

Vale ressaltar que observar a concorrência é fundamental, mas devemos aproveitar sempre para fazer uma autoavaliação. Copiar ou fazer parecido não é uma estratégia de sucesso. É preciso procurar fazer cada vez melhor, inovar, fazer e ter diferenciais. O mercado cada vez mais necessita de profissionais capazes de prestar bons serviços e que fazem a diferença com suas próprias atitudes.

BENEFÍCIOS DA PRÁTICA DE EXERCÍCIO FÍSICO

Vários são os benefícios advindos da prática de atividade física, que são evidenciados nas três dimensões básicas do ser humano:

- Biológica: diminuição da pressão arterial e da incidência de doenças cardiopulmonares, retardamento do aparecimento de diabetes melito, redução da ocorrência de certos tipos de câncer, aumento da expectativa de vida (tanto sua duração total, quanto a da vida saudável), melhora e prevenção de lesões (articulares e musculares), combate à obesidade.
- Psicológica: melhora da autoestima, autoimagem e autoconceito, diminuição da ansiedade e depressão.
- Sociológica: melhora da integração social.

Cada vez mais o ser humano demonstra uma enorme preocupação na busca de objetivos ligados ao prazer, satisfação e bem-estar. A ação do profissional de Educação Física dentro da Academia deve estar sintonizada e comprometida com esses objetivos, interferindo no comportamento das pessoas e ensinando-as a relacionar-se com a atividade física de forma saudável e prazerosa.

APRESENTAÇÃO PESSOAL E PROFISSIONAL

Este tópico fornece orientações e determinações da Academia sobre os cuidados que os colaboradores devem ter com relação a sua aparência e, em particular, quanto ao uso do uniforme.

Diferentemente do que acontecia no passado, quando somente o conhecimento técnico para desempenhar uma determinada função era suficiente, atualmente o mercado de trabalho valoriza profissionais que, além de capacitados, apresentam outras competências básicas, como apresentação pessoal, comunicação, relacionamento com os clientes e capacidade de trabalhar em equipe.

Mas por que a Academia se preocupou em elaborar este tópico de apresentação pessoal para você?

No momento em que você veste o uniforme e se coloca na linha de frente atendendo o cliente, passa a representar a organização e, aos olhos do cliente, você é a Academia.

O vestuário, penteado, maquiagem, enfeites, postura, gestos e maneira de falar revelam uma personalidade. Em outras palavras: a aparência de uma pessoa projeta a imagem que ela deseja passar.

Qual a imagem que a Academia quer passar para os seus clientes por meio de você?

- Competência.
- Cortesia.
- Seriedade.
- Elegância.
- Estímulo.

Assim, é fundamental que a imagem da Academia transpareça não só por meio de seu conhecimento técnico, de suas atitudes e comportamentos, mas também por sua aparência. Nada pode ser negligenciado. É preciso que você esteja atento desde os detalhes do seu vestuário até os cuidados básicos com a saúde e higiene do seu corpo. Tenha a certeza de que cuidar de sua imagem melhora a sua vida profissional e gera resultados práticos, tanto para a empresa como para você.

A sua imagem é responsável pela primeira impressão que a Academia vai causar ao cliente e as primeiras impressões costumam ficar gravadas, portanto, lembre-se: *"você não tem uma segunda oportunidade para causar uma primeira impressão" (Cristina Stuart).*

Uniforme

Muitas vezes o colaborador dá pouca atenção ao uniforme, exatamente por ser uma vestimenta coletiva, despersonalizada. Neste tópico deve-se mostrar sua importância.

No atendimento ao cliente, a primeira impressão é a que perdura: atrai sua confiança e representa o primeiro passo para o êxito de um relacionamento duradouro. Por isso, é fundamental que somado à cordialidade do atendimento esteja o cuidado com sua aparência pessoal e com cada detalhe do uniforme, que foi desenvolvido especialmente para você se sentir confortável e, aliado à sua habilidade técnica e às características pessoais, possa encantar o cliente.

A roupa é uma extensão do corpo. Mantenha o seu uniforme sempre impecável, limpo, bem passado e bem conservado. Manchas e sinais de desleixo destacam-se mais em um uniforme porque o seu uso é coletivo. Lembre-se: é obrigatório o seu uso completo e correto, por esse motivo:
- O acesso ao local de trabalho só é permitido com o uniforme completo e dentro dos padrões estabelecidos.
- Nenhuma peça do uniforme pode ser alterada ou substituída por similar.
- Você é responsável pelo seu uniforme. Conserve-o até a empresa lhe fornecer um conjunto novo.

Observações

- Não é permitido treinar com o uniforme.
- O uso do uniforme fora do ambiente de trabalho é permitido, mas fique atento ao seu comportamento, porque enquanto você estiver uniformizado(a), representará a Academia.

A seguir encontram-se algumas sugestões quanto ao uniforme da equipe da Academia.

Itens	Gênero	Observações
Jaqueta	Masculino e feminino	Nunca usar amarrada na cintura.
Calça	Masculino ou feminino	Deve cobrir o peito do pé, caindo suavemente sobre o tênis. Cuide para que o seu comprimento não seja muito curto, nem muito comprido.
Corsário/legging	Feminino	Atentar ao tamanho correto para não evidenciar muito as partes do corpo.
Camiseta/regata	Masculino	Atentar ao tamanho correto. Se estiver comprida deve ser usada para dentro da calça ou bermuda.
Baby look	Feminino	Atentar ao tamanho. Não pode ficar muito apertada a ponto de restringir os movimentos. Observar também o sutiã que deve ser usado em cor neutra e sem rendas.
Bermuda	Masculino	Não pode ser muito larga nem muito justa. Adequar o tamanho e tomar o cuidado com movimentos que exigem grande amplitude.
Tênis	Masculino e feminino	Deve estar sempre limpo e bem conservado, caso contrário passará uma imagem de desleixo.
Crachá	Masculino e feminino	Deve ser usado diariamente durante o horário de trabalho.
Maiô	Feminino	Compatível com o tamanho de seu corpo, para que nenhuma parte ganhe muita evidência. Atenção às partes do corpo que necessitam cuidados (depilação/hidratação).
Sunga	Masculino	Compatível com o tamanho de seu corpo, para que nenhuma parte ganhe muita evidência.
Touca	Masculino e feminino	Deve ser sempre usada na piscina.
Chinelos	Masculino e feminino	Devem ser usados na piscina. Não é permitido ministrar aulas de natação com tênis.

Joias e acessórios

Existe a tendência natural de personalização por meio do uso de acessórios, o que é positivo, porém não deve interferir na discrição da aparência dos colaboradores. O exagero provoca o desvio de atenção do cliente.

- Tiaras e prendedores: devem ser lisos, finos e pretos, sem qualquer brilho.
- Correntes e pingentes: o uso desses acessórios valoriza o seu visual, mas devem ser finos, curtos e discretos.
- Pulseiras, anéis e alianças: devem ser finos e discretos.
- *Piercing*: deve ser discreto.
- Brincos: de tamanho discreto e limitados a, no máximo, dois em cada orelha.
- Óculos: os óculos escuros só devem ser usados em ambientes externos. As lentes de contato devem ser adequadas ao tom de pele, não sendo permitido o uso de cores extravagantes.

Seu corpo

Além da atenção com o uso de acessórios, os colaboradores devem ficar atentos aos cuidados com o corpo.

- Peso: fique atento à proporcionalidade entre peso e altura. Busque sempre o equilíbrio; será bom tanto para a sua saúde como para a sua aparência.
- Pele: mantenha uma aparência saudável. Evite a pele com excesso de oleosidade ou extremamente ressecada (principalmente aqueles que frequentam a piscina).
- Boca: cuide da saúde bucal. Visite regularmente o seu dentista para tratamentos preventivos. Conserve os dentes sempre limpos e bem tratados, a beleza do seu sorriso depende deles. E não se esqueça de que o mau hálito interfere no relacionamento interpessoal.

- Mãos: zele por suas mãos. Quando bem cuidadas, são sinais importantes na apresentação. As unhas devem estar sempre limpas e bem cuidadas, não devem ultrapassar o comprimento médio. O esmalte deve ser de preferência de tonalidade suave. Recomenda-se atenção especial para que o esmalte não perca o brilho e esteja sempre impecável (não descasque). Os cremes hidratantes propiciam um aperto de mão agradável, sem aspereza na pele.
- Barba e complementos: esteja sempre bem barbeado ou com barba, bigode e costeletas bem aparados. A barba deve ser feita diariamente. O comprimento das costeletas pode atingir no máximo o ponto médio da orelha e o bigode não deve ultrapassar os limites da boca.
- Cabelos: valorize a sua apresentação pessoal com cabelos limpos, bem cortados, bem penteados e bem tratados. Mantenha-os sempre bem cuidados. O uso de gel é permitido, desde que apresente uma aparência natural. Ao utilizar tratamentos químicos: tinturas, alisamento, relaxamento, eles necessitam ser permanentemente retocados. Em se tratando de tintura, as cores extravagantes devem ser evitadas. Bonés não devem ser usados.
- Feminino: os cabelos soltos não são permitidos. Se o comprimento não ultrapassar os ombros, pode-se prender parcialmente (meio rabo, por exemplo). Passando deste limite, você deverá prendê-los completamente.
- Masculino: cabelos bem apresentados valorizam a sua aparência.
- Desodorante: desodorante sempre deve ter aroma suave ou não ter aroma.
- Perfume: o perfume deve ser suave e que não permaneça no ambiente quando você sair da sala. Aplique o perfume no corpo e não na roupa. Agindo dessa forma você evita o acúmulo de perfume e possíveis manchas no tecido.
- Maquiagem: o uso acentua os seus traços e embeleza o seu rosto, porém deve ser suave e discreta, respeitando a sua tonalidade de pele.
- Batom: utilize tons suaves que ressaltem o contorno da boca.
- Sombra: utilize tons suaves, adequados à tonalidade da pele.
- Delineador: as cores permitidas são o preto e o marrom.

- Lápis: os traços devem ser finos, não ultrapassando os cantos dos olhos. As cores permitidas são o preto e o marrom.

   Atenção: o retoque na maquiagem deve ser feito em ambiente adequado. Nunca diante do cliente, salas de aula ou recepção.

- Fumo: é proibido fumar nas dependências e ao redor da Academia. Os colaboradores fumantes deverão escovar os dentes e lavar as mãos após fumar. De preferência, evite fumar.

COMPORTAMENTO PESSOAL E PROFISSIONAL

Os cuidados com a aparência – o uniforme e o corpo – são fundamentais para a imagem que a Academia quer passar. E o colaborador, que está na linha de frente, é a Academia para o cliente. Mas é preciso que haja coerência entre a aparência e o comportamento, tanto profissional quanto social. Por isso é necessário um tópico sobre as recomendações quanto aos cuidados que o colaborador deverá ter com relação à postura, atitudes e comunicação.

Postura

Para atender bem, é preciso que toda a equipe apresente uma postura cordial, atenta e vigilante, que pode ser adotada em diversas circunstâncias:

- Ao recepcionar o cliente: mesmo que o colaborador não possa naquele momento aproximar-se do cliente que está chegando, deve demonstrar, por meio da comunicação não verbal, que percebeu sua chegada. Assim, quando dispuser de tempo, deve aproximar-se e cumprimentar o cliente.
- Na hora de orientar quanto à realização dos exercícios de maneira segura: toda correção é uma oportunidade de interação. Ao perceber que

algo está errado, o profissional deve aproximar-se imediatamente do cliente e auxiliá-lo com o conhecimento que possui.
- Ao intervir sempre que for necessário: o colaborador atento e vigilante é capaz de perceber com antecipação as possíveis dificuldades de um cliente.
- Elogiando o cliente pelo seu esforço, dedicação, persistência e desempenho: o elogio é um reconhecimento do colaborador pelo comportamento assertivo do cliente, demonstrando que está atento às suas conquistas. Além disso, o elogio sincero pode se tornar um fator de estímulo para motivar o cliente rumo aos seus objetivos.
- Ao perceber a ausência: ao identificar que algum cliente está ausente em seus treinamentos, o colaborador deve ter a iniciativa de estabelecer um contato diretamente com o cliente (ou transmitir ao departamento responsável) identificando o motivo de sua ausência. Às vezes, um simples contato pode incentivar um cliente desmotivado.
- Ao incentivá-lo a superar seus limites: todos os seres humanos precisam de incentivos. Os incentivos têm a capacidade de mobilizar a vontade, estimular, despertar o ânimo e impulsionar as pessoas. O bom profissional está sempre disposto a ofertar essa forma de *feedback* extrínseco que ajuda os clientes na superação de suas deficiências.

Vale lembrar que o profissional deve transcender o papel de promotor de saúde e representar também uma função social dentro da Academia. A interação social colabora para que o cliente se identifique com a atmosfera e o ambiente da empresa, tendo contato com pessoas diferentes, criando vínculos de amizade e, assim, reforçando seus laços com a Academia.

Qualidade da comunicação

A comunicação é importante para estabelecer um bom relacionamento. É a forma de interação entre duas ou mais pessoas, em que sempre existe um emissor, um receptor e um ou mais canais de informações para que a informação chegue ao destino.

A existência de ruídos na comunicação traz conflitos, por isso deve haver a preocupação com a clareza e a transparência na transmissão de informações entre a Academia e os clientes, professores e demais colaboradores.

Na prática, um ruído de comunicação seria falar de coisas a respeito das quais não se tem conhecimento suficiente; tomar decisões que não lhe competem; falar em excesso (verborragia); fazer fofoca. Tudo isso dificulta a boa circulação da informação.

Outro problema grave é o colaborador que não se comunica ou fala de maneira superficial, mostrando-se indiferente à presença do cliente. A abordagem dos colaboradores e professores é fundamental durante toda a permanência na Academia.

Há duas formas principais de comunicação: a verbal e a não verbal.

Comunicação verbal

Caracteriza-se pelo uso de palavras para passar informação, a oratória. Requer bom senso para saber:

- O que falar (conteúdo, fundamentação).
- Como falar (coerência, entonação, ritmo, volume adequado, organização didática, começo, meio e fim).
- Quando falar (momento certo, oportunidade correta, aproveitar o momento que o interlocutor está preparado para ouvir).
- Para quem falar (adequação de linguagem, entender o interlocutor).
- Quanto fala (saber a hora de parar, falar o necessário para que o interlocutor compreenda sua mensagem).
- A hora de se calar.

A cordialidade e a qualidade da comunicação são duas características nas quais o verdadeiro profissional deve estar permanentemente atento. Portanto, o colaborador deve sempre usar expressões como: por favor, por gentileza, queira fazer o favor, irei atendê-lo imediatamente, desculpe não poder informá-lo.

- Faça de sua simpatia uma fonte de força positiva.
- Cuide para que a expressão fisionômica esteja moldada à situação. Não ria com assuntos tristes.
- Use os gestos e as mímicas de modo normal e espontâneo.
- Evite marcar sua personalidade com gestos excessivos como: torcer as mãos, morder os lábios, roer as unhas.
- Fale explicando, não acelere com a informação.
- Não engula o final das palavras.
- Não fique balbuciando.
- Não fale baixo demais exigindo que seu interlocutor peça para repetir o que foi dito.
- Pronuncie claramente as palavras, usando um tom agradável, amistoso, sem denotar intimidade.
- Mostre que sabe manter uma conversa atraente, moderada e com educação.
- Faça um esforço para dar uma tonalidade amável à sua voz.
- Tenha uma atitude impessoal (seja discreto e não se intrometa em assuntos não relacionados ao trabalho. Não espalhe boatos, notícias e fofocas).
- Mantenha um comportamento estritamente profissional (evite assuntos privados ou comentários de ordem pessoal).
- Seja leal à Academia e aos superiores (os assuntos da Academia só interessam a eles).

Comunicação não verbal

Ao recepcionar um cliente dizendo "seja bem-vindo", os gestos devem confirmar a atitude de acolhida. O corpo também fala. Deve-se ter cuidado para não transmitir conteúdos diferentes ou contraditórios.

São componentes da comunicação não verbal:

- Contato ocular.
- Ficar de frente.
- Expressão facial receptiva.

- Mostrar-se disponível.
- Não cruzar os braços.
- Proximidade corporal de modo a ser equilibrada para ambos.
- Boa aparência.
- Aperto de mão firme.
- Gesticulação adequada.
- Estado de atenção.
- Escutar.
- Levantar-se (demonstrando prontidão).
- Abordagem tátil (sempre bem avaliada).

Pontos importantes para uma comunicação não verbal adequada:

- Nunca cruze os braços, nem coloque as mãos no bolso no ambiente de trabalho.
- Evite debruçar-se sobre a mesa/balcão.
- Evite sentar ou encostar-se nos equipamentos.
- Evite encostar-se na parede.
- Mantenha um tom de voz adequado. Evite falar alto ou mesmo gritar.
- Postura atenta (observar tudo o que está acontecendo).
- Sorria. É uma ótima forma de começar um bom atendimento e mostrar uma postura amigável.
- Faça-se presente. Os clientes devem enxergá-lo como referência.
- Ande pelo ambiente de forma a manter um contato visual com todos os clientes.
- Priorize o cliente (atendimento) e não o computador, o espelho ou as pessoas que estão no ambiente observando.
- Evite ficar de costas e sempre olhe para o cliente quando estiver falando com ele.
- Evite se envolver em rodas de conversa com clientes e/ou outros colaboradores.

Atitudes

É muito importante cultivar respeito em todas as relações pessoais e profissionais. Para isso, as atitudes do dia a dia são a mais clara exposição do que somos e pretendemos com relação às pessoas. Os clientes permanecem na Academia não pelo o que se fala, mas pelo o que se faz diariamente. É nas atitudes de toda a equipe que se demonstra o verdadeiro compromisso.

Atitudes para um bom atendimento
- Atenção: ficar de olho em tudo o que acontece, transmitindo sempre a preocupação de atender bem.
- Boa comunicação.
- Bom humor.
- Comprometimento: assumir o compromisso de conhecer o cliente e ajudá-lo a satisfazer seus objetivos e necessidades.
- Cordialidade: ser afável, sincero e afetuoso na convivência.
- Disciplina.
- Educação.
- Entusiasmo.
- Ética: viver em sociedade, respeitar e ser respeitado.
- Flexibilidade.
- Gentileza.
- Humildade.
- Objetividade: foco no assunto, no bem-estar do cliente.
- Ousadia.
- Paciência.
- Pontualidade: significa respeito.
- Presteza.
- Proatividade.
- Receptividade.
- Respeito.
- Sinceridade: olhar nos olhos e falar a verdade gera confiança.

Uma pessoa bem educada e profissionalmente eficiente deverá ter como mandamentos básicos:

- Ter uma atitude impessoal: ser discreto, não se intrometer em assuntos não relacionados ao seu trabalho. Não espalhar boatos, notícias e fofocas. Não comentar assuntos referentes ao serviço em ambientes fora do trabalho.
- Manter um comportamento profissional: que gere respeito, hierarquia, cortesia e consideração. Assuntos privados, namoros, flertes ou comentários de ordem pessoal em local de trabalho provocam intimidades, descortesias e desconsiderações generalizadas.
- Ser leal à empresa e aos superiores: manter em segredo os assuntos privados e comerciais, mesmo se os considerar sem importância. Os assuntos da organização só interessam a ela.

Atitudes não permitidas

Existem algumas atitudes que vão contra os princípios e valores da Academia e por isso devem ser evitadas.

- Para com a Academia:
  - Fumar no recinto de trabalho.
  - Usar bebidas alcoólicas no serviço.
  - Portar e utilizar aparelho celular durante o horário de trabalho.
  - Utilizar *notebooks* e similares para acesso à internet (assuntos particulares) durante o horário de trabalho.
  - Autorizar a utilização do telefone ou computadores da Academia por terceiros ou clientes.
  - Apresentar atitudes vulgares e/ou intimidades com os clientes.
  - Praticar atos de comércio de qualquer natureza nas dependências da Academia ou permitir que outras pessoas pratiquem, sem autorização da diretoria.
  - Colar adesivos de qualquer espécie nas dependências da Academia.
  - Ler revistas, jornais ou livros no horário e no local de trabalho.
  - Deixar seus pertences na recepção e salas de aulas.

- Retirar, sem prévia autorização, documentos ou materiais da Academia.
- Trazer parentes, amigos, namorados(as), esposo(a), filhos etc. para lhe fazer companhia.
- Utilizar o telefone para assuntos pessoais (exceto em casos de emergência).
- Valer-se do cargo para obter proveitos pessoais com outros colaboradores ou clientes.
- Usar o nome da Academia para seus interesses.
* Para com o cliente:
  - Tratar o cliente com intimidade: "meu bem", "flor" etc.
  - Transmitir ao cliente problemas pessoais.
  - Dirigir-se ao cliente com indiferença, demonstrando desinteresse quando este solicita algo.
  - Usar cochichos, risadas, indiretas ou interjeições, visando determinada pessoa.
  - Achar graça das expressões regionais dos clientes.
  - Demonstrar predileção por certos clientes em detrimento de outros.
  - Usar chavões como: "entendeu?", "compreendeu?", "ouviu?", repetidamente.
  - Usar gírias.
* Para consigo:
  - Relaxar na aparência exterior.
  - Aceitar convites particulares de pessoas em visitas, tais como: jantares, cinemas, caronas, em horário de trabalho.
  - Deixar transparecer os efeitos causados por aborrecimento, nervosismo, mal-estar.
  - Dividir a responsabilidade dos seus deveres com outro colega.

Algumas regras preciosas

Além das orientações já indicadas, vale a pena o colaborador estar alerta para alguns cuidados permanentes, por exemplo:

- Procure guardar processos, papéis, fichários, pastas etc. que estejam sobre o local do trabalho sempre que chegar para trabalhar.
- Se necessitar falar com seu gerente, na presença de estranhos, assunto da Academia, faça-o de tal forma que as pessoas presentes não obtenham nenhuma informação.
- Limite-se a responder o que lhe for perguntado. Procure não prolongar o assunto além do necessário.
- Não mascar chicletes.
- Não usar o telefone celular durante o trabalho.
- Cumprir rigorosamente os horários de entrada, saída e intervalos de almoço ou jantar.
- Evite deixar o local de trabalho desnecessariamente durante o expediente.
- Só passar o cartão de ponto quando estiver devidamente uniformizado e pronto para o trabalho.
- Não comer nenhum tipo de alimento na recepção/salas de aula/piscina ou fora do horário de almoço/lanche.
- Não passar nenhum problema ocorrido com cliente para outras pessoas de qualquer setor, somente para o coordenador, para que ele possa tomar as devidas providências. Seja discreto(a).
- Manter uma boa postura diante de qualquer situação. Simpatia e tranquilidade são fundamentais.
- Não atender ou se dirigir aos clientes e/ou colaboradores sentado(a).
- Não se apoiar no balcão da recepção/musculação para passar qualquer tipo de informação, ou atender ligações.

Faltas e atrasos

O colaborador deve avisar seu superior imediato a respeito de qualquer possibilidade de atraso ou falta, além de atrelar uma solução ao problema, apresentando nome e telefone do substituto.

- Faltas por motivos de saúde só serão abonadas mediante apresentação de atestado médico que deverá ser entregue ao coordenador até 24h após o dia da ausência. Mesmo nesse caso, o colaborador deverá avisá-lo no prazo citado acima.
- Caso o motivo da falta não seja por problemas de saúde, o colaborador deverá apresentar por escrito motivo justificável da falta, que será analisado pelo seu superior.
- Atrasos e faltas sem justificativa plausível serão descontados.

Advertência verbal

Penalidade que tem como objetivo advertir o colaborador sobre um procedimento já predeterminado, no qual cometeu algum tipo de erro, mas não causou grandes avarias. Após a advertência verbal, se o colaborador cometer o mesmo erro novamente, será penalizado com advertência escrita.

Advertência escrita

É a forma que a Academia tem de advertir formalmente o colaborador de que ele não está agindo de acordo com as normas e padrões adotados por ela.

Tem como objetivo conscientizar o colaborador a se ajustar ao padrão da Academia.

Solicitação de uniforme

Utilizar uniforme dentro das dependências da Academia, além de ser uma obrigação dos colaboradores, é um item previsto na avaliação de desempenho.

Sendo assim, notando a necessidade de um novo uniforme, a solicitação deve ser feita o mais rápido possível, garantindo que sua apresentação pessoal esteja adequada (Figura 6).

Os professores devem solicitar a reposição ao gerente técnico que analisará o pedido. Se julgar necessário, providenciará a reposição do uniforme, dentro das possibilidades oferecidas pela Academia. A requisição deverá ser preenchida junto do gerente.

Solicitação para participação em cursos

A participação em cursos e congressos é de grande importância para o desenvolvimento e a atualização profissional e deve ser estimulada pela Academia.

É necessário que o colaborador informe sua participação à gerência com antecedência, para que as medidas necessárias, como substituição do professor, sejam tomadas (Figura 7).

Esse requerimento deverá ser preenchido com trinta dias de antecedência para que a liberação seja aprovada pela gerência técnica. Após o preenchimento do requerimento, este deverá ser entregue para o gerente técnico que o encaminhará à gerência administrativa.

Solicitação de férias

Todos os colaboradores têm direito a férias anuais, que serão usufruídas em períodos adequados às possibilidades da Academia.

Para uma melhor organização do departamento técnico, os funcionários deverão preencher uma solicitação de data de preferência para o coordenador formatar de acordo com as possibilidades da Academia e para aprovação final da diretoria (Figura 8).

Ligações telefônicas

Os telefones da Academia devem ser utilizados apenas para assuntos ligados à empresa, salvo em situações pontuais, como casos de emergência médica pessoal ou familiar. As ligações telefônicas particulares recebidas serão anotadas no caderno de recados na recepção, e será de responsabilidade do professor verificá-lo diariamente, durante o intervalo ou após o horário de trabalho.

Uso dos computadores

Os computadores da Academia (incluindo o acesso à internet) devem ser utilizados apenas para assuntos ligados à empresa, salvo em situações pontuais autorizadas pela gerência.

PARTE 2

Tópicos comuns aos manuais técnicos

ABORDAGEM DO CLIENTE

É importante destacar que faz parte de um atendimento de excelência a abordagem constante e proativa por parte dos professores. Não se deve esperar que o cliente venha até você (professor) com dúvidas ou indagações. A abordagem por parte da equipe torna-se um dos grandes diferenciais na Academia. Perguntar ao cliente como está se sentindo, corrigir ou mesmo dar um *feedback* positivo a todos os clientes o tempo todo. Agir dessa forma mostra que você está atento ao cliente em cada passo do seu treino, a cada evolução.

Não se deve confundir abordagem proativa com bater papo com os clientes. Abordar é aproximar-se das pessoas, porém de forma respeitosa e sem esquecer-se de toda a sala, afinal você deve ter uma postura de águia.

ATENDIMENTO AO CLIENTE

Atender bem é uma tarefa simples, mas para alcançarmos nosso objetivo – a excelência no atendimento – deve ser bem executada. Ao aplicarmos uma aula ou exercícios, devemos tratar o cliente com simpatia e interesse, fazendo que ele sinta que realmente nos importamos com seu bem-estar.

50 dicas para um bom atendimento

1. **Apresentação do professor**
- Porte físico e postural compatível à função, ou seja, saudável.
- Bem-vestido, barbeado e cabelos bem tratados.
- Boa higiene pessoal e bucal.
- Transmitir saúde e disposição.

2. **Abordagem aos clientes**
- Constante.
- Próxima.
- Com educação.
- Sempre tratando pelo nome.
- Dinâmica.

3. **Postura do professor em sala**
- Ser atencioso.
- Ser disposto.
- Ser educado.
- Ser prestativo.
- Ser simpático.
- Não encostar nos equipamentos.
- Não sentar.
- Não se ausentar.
- Não bocejar.
- Não assistir televisão.
- Não cruzar os braços.
- Priorizar o aluno (atendimento) e não o computador (montagem de treino) ou o espelho.
- Não usar telefone celular, internet e similares.

4. **Apresentação de um programa ou treino para o cliente**
- Explicar o programa.
- Mostrar seus objetivos.

- Determinar metas.
- Aplicar progressão didática.
- Ser objetivo.

5. **Automotivação**
- Gostar do que faz.
- Buscar crescimento profissional (metas).
- Procurar melhorar cada vez mais seu papel dentro da Academia.
- Manter um bom ambiente de trabalho.
- Autorresponsabilizar-se pelo departamento.

6. **Motivação aos clientes**
- Manter um bom ambiente para os clientes.
- Estabelecer metas de curto e longo prazos.
- Valorizar os objetivos atingidos.
- Oferecer sempre um bom atendimento.
- Fazer com que o cliente se sinta importante.
- Estar de alto-astral.
- Atender às necessidades.

7. **Alguns clientes podem ser**
- Dedicados.
- Esforçados.
- Preguiçosos.
- Desmotivados.
- Intriguentos.
- Observadores.
- Tímidos/introvertidos.

8. **Relacionamento com os clientes**
- Acima de tudo profissional.
- Amizade com respeito.

- Alegre sem exaltação.
- Não permitir que nada quebre o vínculo professor/cliente.

9. Suprindo as necessidades individuais dos clientes
- Verificar e entender suas limitações e objetivos.
- Montar programas atendendo às necessidades do cliente.

10. Clientes insatisfeitos (sempre e com tudo)
- Nunca deixe de ouvir e analisar os motivos.
- Mostrar interesse em deixá-los satisfeitos.
- Com educação e bom-senso, sempre colocar suas posições sem infringir as regras da Academia.
- Ser paciente e estudar a melhor forma de convivência.
- Agradecer suas críticas.

11. Clientes estressados
- Aprender a detectar o sintoma.
- Tratá-los de forma gentil e atenciosa.
- Evitar contrariar os clientes.
- Não deixá-los isolados.
- Motivá-los durante o treino.
- Ser a solução para alterar seu estado psíquico.

12. Atendimento com igualdade
- Todo cliente é peça importante para a Academia.
- Não subestimar nenhum cliente.
- Não dar preferência para as alunas(os) bonitas(os), artistas ou ricas(os).
- Dividir o tempo de trabalho de forma proporcional a todos os clientes.

13. Respondendo às questões dos clientes
- Procurar ser claro e objetivo nas respostas.
- Melhor pesquisar do que responder errado.

- Nunca considere uma pergunta ridícula.
- Nunca esqueça o papel do professor: educar.

14. Organização do professor
- Manter os treinos organizados: todos devem ser passados para o computador (*software*).
- Evite o acúmulo de rascunhos de treinos em folhas de papel na pasta.
- Facilitar aos clientes o acesso aos treinos e às informações.
- Manter a sala organizada: balcão de atendimento, pesos, halteres, acessórios e manutenção dos aparelhos. Guardar sempre o material utilizado.
- Zelar pela limpeza da sala e dos aparelhos.

15. Atualização técnica e didática
- Procurar atualização por meio de: cursos, leituras, palestras, encontros de estudos e perguntas aos colegas. A velocidade, o aumento de pesquisas na área de musculação e ginástica, assim como o acesso a essas informações por parte dos clientes exigem tais atitudes.

16. Vestir a camisa da Academia ("vender o produto")
- Entender a filosofia da Academia.
- Comprar a ideia e passar adiante (saber que você é a imagem).
- Participar levando ideias e sugestões.
- Antecipar-se aos problemas antes que o cliente as perceba.
- Conhecer o produto e manter-se atualizado (planos, modalidades de exercício físico, serviços complementares, horários das aulas, eventos etc.).

17. Assédio sexual
- Acima de tudo você é um profissional.
- Evitar iniciativas.
- Ser discreto e não permitir que seu trabalho seja prejudicado.
- Resolver o problema sem prejuízos à Academia, ao cliente e ao profissional.
- Portar-se de forma que não incentive tais situações.

18. Bom atendimento x interesse pessoal
- Acreditar no reconhecimento profissional e pessoal por meio de bom atendimento, fazendo que se torne um ato natural.
- O interesse resulta em um atendimento mecânico e exaustivo comprometendo o atendimento aos demais clientes, além de denegrir a imagem do profissional.
- O profissional está exposto diariamente em uma vitrine, em que o seu comportamento e atitudes, positivas e negativas, são vistas por todos os clientes que frequentam a Academia.

19. Grau de intimidade com os clientes
- Manter a seriedade e o respeito.
- Saber dosar o grau de intimidade com os atos.
- Dosar também atos afetivos, principalmente na frente dos outros clientes.
- Não permitir que cliente íntimo interfira no seu trabalho com outros clientes.
- Não deixar que sua vida pessoal interfira na Academia, comprometendo sua imagem profissional.

20. Clientes "turistas"
- Investigar os motivos que levam o cliente a faltar muito.
- Explicar-lhe as consequências que isso pode trazer ao treino.
- Tentar adequar o treino a essa condição.
- Diminuir os riscos de lesão e perda da condição física.
- Desafiar-se a conquistar a aderência desse cliente.

21. Atendimento ofensivo x defensivo
- Procurar ir além do atendimento tecnicamente correto.
- Buscar meios para tornar o atendimento mais dinâmico que o normal.
- Postura de ataque: atuar antes de ser solicitado.
- Produzir durante cada segundo de trabalho.

22. O professor bem-sucedido
- Conquista o respeito e a admiração profissional de clientes e colegas.
- Conquista o reconhecimento profissional pelos resultados do trabalho.
- Conquista maturidade como profissional e ser humano.
- Abre as portas para grandes oportunidades.
- Melhora suas perspectivas financeiras.

23. Pontualidade e frequência
- Respeito ao cliente.
- Respeito aos colegas.
- Respeito à empresa.
- Respeito à sua imagem de profissional bem-sucedido.

24. Planejamento e frequência na troca de programas (Figura 9)
- Por meio do atendimento ofensivo, verificar diariamente as fichas dos clientes.
- Programar a data da troca e conscientizar a importância da frequência.
- Não permitir que os clientes fiquem sem alteração de carga ao término da sessão de treino.

25. Transmitir segurança e tranquilidade
- Domínio do grupo (alunos).
- Solucionar grandes problemas mantendo a serenidade.
- Se mostrar capaz e assumir todas as responsabilidades.
- Não deixar sem solução os problemas trazidos por clientes.
- Por mais delicado que seja o problema, mostrar competência para solucioná-lo.
- Mostrar-se atento a tudo o que acontece ao seu redor.
- Buscar a excelência do atendimento coletivo, isto é, preocupar-se com o operacional de todo o departamento/equipe e não somente de seus deveres.

26. Transmitir domínio do seu trabalho
- Traduzir no programa os caminhos a serem seguidos, apresentando-os nas orientações físicas.
- Mostrar aos clientes, as referências científicas utilizadas em cada estágio do programa.

27. Seguir padrões da Academia
- Direcionar experiência anterior à filosofia de trabalho da Academia.
- Utilizar conceitos técnicos, didáticos e de atendimento preestabelecidos em treinamentos e reuniões.
- Sempre seguir os padrões do programa de musculação.

28. Servir bem sem ferir regras ou regulamentos
- Dominar os clientes e não ser dominado.
- Recusar solicitações que coloque em risco a integridade física dos clientes ou mesmo as instalações da Academia.
- Agradar aos clientes (atender às suas necessidades) sem descumprir os procedimentos, respeitando os colegas e a empresa.

29. Evitar bate-papo prolongado em sala
- Com o cliente:
  - Leva ao prejuízo do treino do próprio cliente.
  - Leva ao prejuízo do treino dos demais clientes.
- Com os colegas:
  - Leva ao prejuízo do treino de todos os clientes.
  - Leva à perda do domínio da sala naquele momento.
  - Sobrecarrega os demais componentes da equipe, pois precisam realizar o seu trabalho para não comprometer o atendimento aos clientes.

30. Seguir conceitos e progressão didática
- É seguro e sustentado em conceitos científicos.
- Propicia melhor aproveitamento e compreensão por parte do cliente.

- Facilita na evolução do programa.
- Conquista o comprometimento (aderência) por parte do cliente.

31. Abordagem dos clientes
- Aproveitar-se do respeito e domínio já adquirido.
- Não utilizar tom de repreensão.
- Explicar detalhada e tecnicamente os motivos.
- Mostrar-se solidário, mas ser firme e decidido.
- Esclarecer e dar alternativas.
- Reforçar sobre o regulamento da Academia.

32. Clientes novos com programas próprios
- Colocar-se à disposição.
- Corrigir sempre que for necessário.
- Atendê-lo como se fosse um cliente de carteira.
- Mostrar interesse em treiná-lo.
- Dar sugestões durante seu treino.
- Desafiar-se a conquistar sua confiança, afinal quem é que estuda e tem maior conhecimento sobre o assunto?

33. Clientes que estão sempre testando o professor ou querem saber mais
- Mostrar-se disposto e responder todas as questões.
- Mantenha a tranquilidade.
- Não discuta assuntos fora de aspectos técnicos e científicos.
- Ser ético e preciso ao transmitir o seu conhecimento.

34. Saber ouvir o cliente
- Dificuldades físicas ou psicológicas.
- Respeitar os fatos abordados.
- Analisar os fatos.
- Tentar solucioná-los.

35. Incentivo à prática de outras atividades
- Analisar as necessidades do cliente.
- Direcionar para atividades compatíveis com as necessidades.
- Incentivar a melhoria global dos clientes.

36. Orientação nutricional
- Entender que professor não é nutricionista.
- Oferecer informações básicas, sem aprofundar-se no assunto.
- Se necessitar de dieta, oriente-o a procurar um profissional especializado.

37. Clientes com limitações físicas
- Verificar se há restrições e recomendações médicas.
- Elaborar um programa direcionado.
- Verificar o grau de limitação.
- Adaptar exercícios às limitações, procurando diminuí-las.
- Transmitir o conhecimento sobre sua patologia relacionada ao exercício.
- Ser mais didático e detalhista na orientação dos exercícios e no programa de treino.

38. Interesse pela produção científica
- Importante para trazer subsídios para nosso trabalho.
- Importante para trazer segurança ao nosso trabalho.
- Propicia melhores resultados para nossos clientes.
- Eleva o grau de credibilidade do nosso cliente.

39. Espírito de equipe
- Juntar esforços em prol dos clientes.
- Ajudar o colega para melhorar sua qualidade de trabalho.
- Trazer conhecimentos novos aos colegas.
- Compreender e ajudar nas dificuldades.
- Não contrariar o colega na frente dos clientes.

- Quando necessário, preocupar-se mais em auxiliar um colega do que com suas tarefas, focando a satisfação do nosso cliente.

40. Atendimento dinâmico e múltiplo (mais de um cliente por vez)
- Atender dois ou mais clientes ao mesmo tempo.
- Ser dinâmico no atendimento, não dar sossego ao cliente.
- Evitar dar preferência para apenas um cliente.
- Antecipar-se no atendimento.
- Abordar o cliente durante o seu treino, no mínimo 5 vezes.
- Não permanecer estático por mais de cinco segundos.

41. Observar e corrigir constantemente
- Dar atenção aos clientes.
- Mostrar interesse no exercício que é executado.
- Corrigir mínimos detalhes.
- Buscar a perfeição.
- Não preocupar-se somente com a correção, mas elogiar quando o cliente estiver realizando o exercício corretamente.

42. Explicar ao cliente tudo o que for necessário
- Objetivos.
- Efeito do treino.
- Mostrar-se interessado em responder.
- Incentivar mais perguntas.

43. Cliente com dificuldade para aprender
- Explicar e executar detalhadamente cada exercício.
- Detectar a dificuldade.
- Deixar executar (com segurança).
- Corrigir aos poucos gradativamente.
- Ter paciência.

44. Agilidade no atendimento
- Nunca deixar o cliente sozinho por muito tempo.

- Mostrar-se sempre apto e ativo.
- Atender um cliente e sair para outro sucessivamente.

45. Professor não é médico
- Não prescrever nenhum tipo de medicamento nem tratamento.
- Saber identificar o problema do cliente.
- Não permitir insistência do cliente em caso de dor.
- Instruí-lo a procurar um médico especialista.

46. Alimentação durante o trabalho
- É importante alimentar-se bem.
- Fazê-lo fora das salas de musculação, aula, piscina, vestiários, coordenação e gerência. Utilizar local apropriado (lanchonete/refeitório/sala dos professores).
- Lavar as mãos e realizar higiene bucal antes de retornar ao seu posto de trabalho.

47. Problemas pessoais e mau humor no trabalho
- Concentrar-se apenas no trabalho.
- Dedicar-se em resolver os problemas dos clientes.
- Deixar na porta de entrada os problemas pessoais.

48. Recepção das reclamações
- Ouvir atentamente.
- Dar importância à reclamação.
- Verificar.
- Respondê-las.
- Encaminhar com precisão aos responsáveis.

49. Profissionalismo
- Pontualidade.
- Disponibilidade.
- Interesse.
- Postura.

- Responsabilidade.

50. Espírito de vencedor

Tarefas

Diretrizes e procedimentos da empresa
- Seguir normas da empresa.
- Cumprir horários.
- Cumprir rigorosamente o tempo de intervalo estipulado pela coordenação.
- Registrar diariamente o cartão de ponto somente quando já estiver uniformizado e pronto para iniciar seu horário.
- Utilizar o crachá.
- Utilizar corretamente o uniforme.
- Não treinar com o uniforme.
- O uso do uniforme fora do ambiente de trabalho é permitido, mas fique atento ao seu comportamento, porque enquanto estiver uniformizado(a), representará a Academia.
- Confirmar suas escalas de sábado/domingo/feriado na segunda-feira que antecede a data agendada.
- Participar ativamente das reuniões, treinamentos e eventos da Academia.
- Conhecer todas as aulas e produtos oferecidos pela Academia, divulgando-os aos alunos sempre que possível (promoções, novas modalidades, eventos e comunicados).

Comportamento
- Ter ética profissional.
- Ter postura profissional.
- Controlar e respeitar as relações pessoais (profissional x pessoal).
- Apresentar-se com bom humor aos colegas e aos clientes.
- Relacionar-se bem com todos.
- Cumprimentar a todos os colaboradores/clientes da empresa.

- Ter atitudes positivas.
- Quando treinar, respeitar a prioridade dos clientes nos aparelhos e em toda a programação de aulas (o professor deve ser sempre o último a entrar nas salas de aula).
- Não portar nem usar celular em sala de aula.
- Não se alimentar em sala de aula ou na recepção.
- Não mascar chiclete durante o horário de trabalho.
- Não fumar dentro ou ao redor da Academia.
- Atentar para a imagem transparecida diante de um fato ou qualquer tipo de comunicação.
- Evitar emitir sua opinião em relação aos procedimentos da Academia, oferecendo aos clientes a visão e os objetivos da empresa de forma positiva, diante de qualquer divergência dos clientes em relação aos procedimentos ou mudanças adotadas, escutando a opinião do cliente de forma respeitosa e solícita, oferecendo-se para ajudar a solucionar o problema da forma mais abrangente possível.
- Não se envolver em comentários, críticas ou fofocas tanto com cliente quanto com os funcionários, sobre qualquer assunto.
- Não fazer comentários negativos sobre a empresa com outros funcionários e, principalmente, com os clientes.
- Evitar falar gírias e nunca falar palavrões.
- Deixar pertences pessoais fora da sala de aula, do balcão da musculação ou qualquer outra área comum dos clientes.
- Manter seu material pedagógico atualizado e em bom estado.
- Todo evento ou aula especial deve ser comunicado com antecedência e autorizado pela coordenação.
- Ajudar a criar e executar aulas especiais e eventos para alavancar sua área e as dos demais professores.
- Comportar-se de forma adequada nos demais estabelecimentos da Academia (vestiário, lanchonete e arredores).
- Zelar pelos equipamentos da empresa (som, ar-condicionado, máquinas, computadores, acessórios, microfone etc.).
- Colaborar com a limpeza da empresa recolhendo sujeiras ou objetos que estiverem ao seu alcance.

- Após o uso, guardar os equipamentos no lugar adequado (padrão de arrumação da sala).

Técnico-pedagógico
- Cumprir o programa de exercício físico estabelecido.
- Saber analisar os resultados da avaliação física e médica.
- Planejar as aulas.
- Desenvolver novas ideias para as aulas e passá-las ao coordenador, para que mudanças sejam feitas ou novas aulas criadas.
- Ser sempre o melhor em sua área de atuação.

OBSERVAÇÕES GERAIS

- Respeitar as escalas de finais de semana e feriados.
- Não trocar de horário com outros professores sem autorização prévia do coordenador.
- Entregar os relatórios solicitados nos prazos estipulados pelos coordenadores.
- Integrar-se com os demais departamentos.
- Participar dos treinamentos.
- Respeitar os horários de intervalo.
- Ligações telefônicas particulares não são permitidas. As recepcionistas recebem o recado e entregam aos coordenadores.
- Não é permitida a permanência em sala/piscina com aparelhos celulares e similares durante o horário de trabalho.
- Não deixar objetos espalhados pela sala de musculação, salas de aula, piscina, coordenação e orientação (dê exemplo aos alunos).
- Guardar o material imediatamente após o uso (aulas de *personal* ou nos horários em que estiver treinando).
- Não será permitida a permanência na sala de musculação/piscina de professores uniformizados após o horário de trabalho.
- Utilizar o uniforme correto.
- Manter-se atualizado e devidamente credenciado nos programas pré-coreografados com que trabalha.

- Preparar a sala/piscina para a aula (som, material etc.) e na primeira aula entrar com cinco minutos de antecedência.
- Procurar trabalhar sempre com equipamentos de qualidade e ter sempre seu material próprio de trabalho (CDs, iPods, microfone etc.).
- Controlar a qualidade do CD, gênero musical, volume e qualidade das músicas.
- Planejar as aulas antecipadamente.
- Montar alterações antecipadamente para as aulas (quando necessário e/ou permitido).
- Não sair da sala/piscina durante a aula ou entrar na sala de aula de outro professor antes do término desta.
- A utilização de *notebooks* e similares só é permitida durante as aulas, para execução de músicas. O acesso à internet durante as aulas é proibido.
- Não indicar, prescrever ou comercializar esteroides anabolizantes. O uso de anabolizantes prejudica o sistema cardiovascular, causa lesões nos rins e fígado, degrada a atividade cerebral e aumenta o risco de câncer. A prescrição e comercialização de esteróides anabolizantes por pessoas não autorizadas estão sujeitas à punição, de acordo com a Lei n. 9.965 (Figura 19).

PERSONAL TRAINER

Os clientes interessados em ter aulas particulares podem escolher o profissional no *book* – pasta com foto, currículo resumido e área de atuação de cada professor. Esta pasta fica na recepção para consulta.

O seu currículo resumido pode sofrer algumas alterações. Elas poderão ser feitas de acordo com o planejamento da administração. Caso você sinta necessidade, preencha novamente a folha com as alterações e entregue para seu coordenador (Figura 20).

Siga corretamente as normas e procedimentos descritos no Regulamento Interno de Normas e Procedimentos para *Personal Trainer*.

> Obs.: Para a confecção deste regulamento, aconselhamos que a Academia procure orientação jurídica especializada.

PARTE 3

Manual técnico: professores

Os tópicos apresentados a seguir fazem parte dos manuais técnicos para os professores de musculação, atividades aquáticas (natação e hidroginástica) e aulas em grupo (modalidades de ginástica, lutas e ritmos).

FUNÇÃO

O professor tem como função ensinar, tirar dúvidas, atender os clientes, controlar sua assiduidade, motivar para que não desistam e tornar prazeroso seu treino.

ATENDIMENTO AO CLIENTE

Atendimento inicial (cliente novo)

Musculação (Figura 10)

Existem dois tipos de clientes: o que ainda não fez a avaliação física (mas já passou pela pré-orientação com o coordenador) e o que já fez e irá passar pela orientação.

- Cumprimentos:
  - Cliente sem avaliação física (após pré-orientação): cumprimente de forma simpática e acolhedora, apresentando-se. Agende a avaliação e orientação física (recepção), explicando que somente após esses procedimentos o treino será elaborado. Aproveite o momento para explicar o funcionamento da Academia e esclarecer dúvidas.
  - Cliente com avaliação física (orientação): no dia e hora marcados, recepcione o cliente de forma simpática e acolhedora. Analise atentamente a avaliação física, faça perguntas e esclareça possíveis dúvidas. Converse com ele sobre sua experiência com a atividade física, seus objetivos e necessidades, e explique como será elaborado o treino.
- Elaboração do treino:
  O treino deve ser elaborado de acordo com os resultados da avaliação física, anamnese, objetivos do cliente e nível de condicionamento. O plano de treino deverá incluir todas as atividades: musculação, aeróbio e aulas em grupo.
- Aplicação e acompanhamento:
  Acompanhe e oriente o cliente em cada aparelho que estiver em seu setor. Diga o nome e explique como utilizá-lo, orientando-o de forma clara e certificando-se de sua compreensão. Se necessário, execute o exercício. Acompanhe o desempenho do cliente:
  - Ensinando como utilizar os aparelhos (regulagem de bancos, carga, velocidade), bem como explicando a finalidade de cada um (músculo trabalhado/movimento a ser feito).
  - Observando-o e corrigindo-o na execução dos exercícios, de forma a evitar lesões e acidentes.
  - Lembrando-o das séries/repetições e do tempo dedicado a cada exercício.
  - Estimulando-o.
- Finalização e despedida:
  - Comente o desempenho geral de seu cliente, apontando aspectos relevantes sobre sua atuação, perguntando se sentiu alguma dificuldade. Solicite também que expresse suas impressões.

- Explique que seu programa de treino fica à disposição para eventuais consultas no sistema. Quando necessário, solicite ao coordenador ou professor de carteira.
- Agradeça a sua presença. Aproveite a ocasião para:
  - Reforçar a data para a reavaliação de seu programa.
  - Indicar outras atividades que podem melhorar o seu condicionamento físico.
  - Divulgar eventos/aulas especiais que podem ser de seu interesse.
  - Convidá-lo a utilizar novos equipamentos.

Aulas em grupo (ginástica, dança, lutas) (Figura 11)

- Cumprimentos:
  - Receba o cliente na porta da sala, cumprimentando-o de forma simpática e acolhedora, apresentando-se. Se possível, apresente-o a outros clientes.
  - Todos os clientes devem ser cumprimentados, independente do tempo que frequentam a academia. Seja simpático e educado, causando boa impressão. Chame-os pelo nome, se possível.
- Apresentação:
  Comunicar aos clientes o nome da aula e apresentar as etapas de seu programa, explicando a finalidade de cada uma. Os exercícios e os equipamentos utilizados variam conforme a atividade/modalidade, mas o conteúdo mínimo (tempo/repetições) de cada etapa é básico, podendo ser utilizado para qualquer aula.
- Parte inicial:
  - Exercícios: quantidade, exercícios aplicados e equipamentos utilizados nessa etapa.
  - Repetições/tempo: diga o número de repetições e o tempo necessário.
  - Finalidade: preparar o organismo para atividade física vigorosa.
- Desenvolvimento ou parte principal:
  - Exercícios: quantidade, exercícios aplicados e equipamentos utilizados nessa etapa.

- Repetições/tempo: diga o número de repetições e o tempo necessário.
- Finalidade: obter as adaptações ao treinamento proposto.
- Parte final:
  - Exercícios: quantidade, exercícios aplicados e equipamentos utilizados nessa etapa.
  - Repetições/tempo: diga o número de repetições e o tempo necessário.
  - Finalidade: relaxar a musculatura trabalhada.
- Aplicação e acompanhamento:
  Inicie a aula no horário previsto, cumprimentando o grupo. Comece a aplicação:
  - Coloque a música (quando houver).
  - Explique e execute os exercícios.
  - Ensine as técnicas, fundamentos e filosofia (quando houver).
  - Explique como utilizar os equipamentos.

> Obs.: Durante as explicações, certifique-se de estar falando de modo claro e audível, garantindo a compreensão de todos.

- Acompanhe o desempenho dos clientes:
  - Circulando pela sala e observando-os atentamente.
  - Ensinando como utilizar corretamente os equipamentos.
  - Corrigindo-os na execução dos exercícios, de forma a evitar lesões e acidentes.
  - Estimulando-os.
- Finalização e despedida:
  - Comente o desempenho geral, apontando aspectos relevantes sobre a atuação do grupo, verificando se sentiram alguma dificuldade. Solicite aos clientes que aguardem um *feedback* individual.
  - Agradeça a presença de todos. Aproveite a ocasião para divulgar eventos/aulas especiais. Despeça-se.

- Converse com os clientes novos, apontando individualmente aspectos específico-relevantes do desempenho e convide-os a participarem de outras atividades que podem melhorar o seu condicionamento físico. Anote o nome completo deles para obter informações junto ao departamento de avaliação física.
- Em caso de adolescentes, conversar com os pais, sempre que possível.

Hidroginástica (Figura 12)

- Cumprimentos:
  - Cumprimente o cliente de forma simpática e acolhedora, apresentando-se. Se possível, apresente-o a outros clientes.
  - Todos os clientes devem ser cumprimentados, independente do tempo que frequentam a academia. Seja simpático e educado, causando boa impressão. Chame-os pelo nome, se possível.
  - Analise atentamente a avaliação física, médica e o exame dermatológico. Faça perguntas e esclareça possíveis dúvidas. Converse com o cliente sobre sua experiência com a atividade física, seus objetivos e necessidades, e explique como será elaborado o treinamento.
- Apresentação:
  Comunique aos clientes o nome da aula e apresente as etapas de seu programa, explicando a finalidade de cada uma. Os exercícios e os equipamentos utilizados variam conforme a atividade/modalidade, mas o conteúdo mínimo (tempo/repetições) de cada etapa é básico, podendo ser utilizado para qualquer aula.
- Aplicação:
  - Inicie a aula no horário previsto, cumprimentando o grupo.
  - Comece a aplicação:
    - Coloque a música.
    - Explique e execute os exercícios.
    - Ensine as técnicas, fundamentos e filosofia (quando houver).
    - Explique sobre a utilização dos equipamentos.

1. Parte inicial:
   - Exercícios: quantidade, exercícios aplicados e equipamentos utilizados nessa etapa.
   - Repetições/tempo: diga o número de repetições e o tempo necessário.
   - Finalidade: preparar o organismo para atividade física vigorosa.
2. Desenvolvimento ou parte principal:
   - Exercícios: quantidade, exercícios aplicados e equipamentos utilizados nessa etapa.
   - Repetições/tempo: diga o número de repetições e o tempo necessário.
   - Finalidade: obter as adaptações ao treinamento proposto.
3. Parte final:
   - Exercícios: quantidade, exercícios aplicados e equipamentos utilizados nessa etapa.
   - Repetições/tempo: diga o número de repetições e o tempo necessário.
   - Finalidade: relaxar a musculatura trabalhada.

Obs.: Durante as explicações, certifique-se de estar falando de modo claro e audível, garantindo a compreensão de todos.

- Acompanhe o desempenho dos clientes:
  - Circulando pela piscina e observando-os atentamente.
  - Ensinando como utilizar corretamente os equipamentos.
  - Corrigindo-os na execução dos exercícios, de forma a evitar lesões e acidentes.
  - Estimulando-os.
- Finalização e despedida:
  - Comente o desempenho geral, apontando aspectos relevantes sobre a atuação do grupo, verificando se sentiram alguma dificuldade. Solicite aos clientes que aguardem um *feedback* individual.
  - Agradeça a presença de todos. Aproveite a ocasião para divulgar eventos/aulas especiais. Despeça-se.
  - Converse com os clientes novos, apontando individualmente aspectos específicos/relevantes do desempenho e convidando-os a participarem de outras atividades que possam melhorar o seu condicionamento físico. Anote o nome completo deles para obter informações junto ao departamento de avaliação física.
  - No caso de adolescentes, converse com os pais, sempre que possível.

Natação (Figura 13)

- Cumprimentos:
  - Cumprimente o cliente de forma simpática e acolhedora, apresentando-se. Explique ao cliente que antes de começar a treinar, é necessário conversar com o professor para a elaboração do treino.
  - Analise atentamente a avaliação física, médica e o exame dermatológico. Faça perguntas e esclareça possíveis dúvidas. Converse com o cliente sobre sua experiência com a atividade física, seus objetivos e necessidades, e explique como será elaborado o treinamento.
- Elaboração do treinamento:
  - Elabore o treinamento do cliente de acordo com resultados da avaliação física, anamnese, objetivos do cliente e nível de condicionamento.
  - Todos os treinos serão elaborados com base no programa de natação da academia.
  - Coloque na ficha a data prevista para o próximo retorno da avaliação física.
- Aplicação e acompanhamento:
  Acompanhe o cliente em cada etapa do treino, explicando de forma clara e certificando-se de sua compreensão. Se necessário, execute o exercício. Acompanhe o desempenho do cliente:
  - Ensinando-o a utilizar os equipamentos (pranchas, flutuadores etc.), bem como explicando a finalidade de cada exercício.
  - Observando-o e corrigindo-o na execução dos exercícios, de forma a evitar lesões e acidentes.
  - Lembrando-o das séries/repetições e do tempo dedicado a cada exercício.
  - Estimulando-o.
- Finalização e despedida:
  - Comente o desempenho geral de seu cliente, apontando aspectos relevantes sobre sua atuação, perguntando se sentiu alguma dificuldade.
  - Solicite também que expresse suas impressões.

- Explique que sua ficha fica à disposição para eventuais consultas, mostrando o local e o procedimento adequado.
- Agradeça a sua presença. Aproveite a ocasião para:
  - Reforçar a data para a reavaliação de seu programa.
  - Indicar outras atividades que podem melhorar o seu condicionamento físico.
  - Divulgar eventos/aulas especiais que podem ser de seu interesse.
  - Convidá-lo a utilizar novos equipamentos.

Atendimento continuado

Musculação
- Cumprimente todos os clientes de forma simpática e acolhedora, chamando-os pelo nome.
- Sempre que possível, acompanhe o cliente até o computador, para impressão da ficha de treino.
- Observe a validade do treino e se há alguma informação importante que deve ser passada ao cliente (como mudança de treino, retorno da avaliação física, entre outras).
- Coloque-se à disposição para dúvidas e esclarecimentos.
- Circule pela sala/setor, observando todos atentamente e passando as orientações necessárias, como correções ou aumento na carga dos aparelhos.
- Quando houver necessidade de troca do treino, converse com o cliente e agende corretamente dia e horário para uma orientação física (Figura 9).
- Oriente o aluno sobre os retornos da avaliação física. Após a realização do retorno, agende com o cliente dia e horário para orientação física.

Aulas em grupo (ginástica, dança, lutas e hidroginástica)
- Recepcione e cumprimente todos os clientes de forma simpática e acolhedora.

- Coloque-se sempre à disposição para dúvidas e esclarecimentos.
- Circule pela sala/piscina, observando todos atentamente e passando as orientações necessárias, como correções ou aumento na carga dos exercícios.
- Oriente o cliente sobre a importância da prática regular da atividade física, aulas disponíveis, eventos e sobre a realização da avaliação física (retornos).
- Respeite a tolerância máxima permitida para a entrada dos clientes após o início das aulas, explicando sobre a importância na execução de todas as partes da aula.

Observações:
- Procure conhecer todos os clientes, não somente os que frequentam suas aulas.
- Convide os clientes que estão na academia (musculação, lanchonete, área de cardio etc.) para participarem de sua aula, antes do início dela.
- Chegue cinco minutos antes de sua aula (se não tiver outra aula antes).
- Receba os clientes na porta da sala de aula, cumprimentando-os pelo nome.
- Apresente-se e conheça o cliente caso ainda não o tenha feito.
- Pergunte antes do início de cada aula se existem clientes iniciando as atividades. Caso existam, apresente-se pelo nome, esclareça mais detalhes da aula e caso o cliente não esteja preparado para o tipo ou nível da aula que irá acontecer, encaminhe-o para aula mais adequada e que esteja próxima de acontecer.
- Apresente os novos clientes aos demais (integração).
- Ajude os clientes que necessitarem a separar o material que será utilizado na aula, ou os ajustes que devem ser feitos em alguns dos materiais e/ou aparelhos.
- Verifique se o cliente apresenta ou está se recuperando de alguma lesão. Caso seja necessário, adapte o exercício.
- Prepare a sala para a aula (som, material etc.).
- Inicie e finalize as aulas nos horários estipulados.

- Esclareça dúvidas durante e ao final das aulas.
- Dê dicas e sugestões sobre assuntos relacionados às atividades quando necessário.
- Agradeça a presença do cliente.
- Avise quando acontecerá a próxima aula e peça que voltem.
- Avise qual será a sua próxima aula e/ou a que for acontecer na mesma sala logo após.
- Despeça-se dos clientes na porta da sala.
- Não utilize diminutivos (bracinho, perninha etc.).
- Utilize a voz de forma contrastante e equilibrada, coerente com a modalidade que estiver ministrando e com a intensidade do exercício de forma planejada, sempre atento para não entrar em conflito com a música.
- Crie vínculo com o cliente.
- Procure conhecer as necessidades e objetivos de cada cliente, adequando a intensidade da aula e dos exercícios.
- Conheça bem todos os equipamentos da academia (marca, qualidade, benefícios etc.), bem como o funcionamento das demais áreas.
- Em aulas de *bike indoor* não é permitido ceder sua *bike* para um cliente. Exceto se durante a aula a do cliente quebrar.
- Mensure corretamente o tempo e a qualidade da aula.
- Ao terminar a aula organize a sala para a próxima aula e, caso não ocorra mais aulas depois, desligue o som, o ar-condicionado e apague as luzes.
- Tenha habilidade e ética para oferecer os programas de *personal* (não insista, pressione e muito menos denigra outros profissionais).
- Integre-se com os demais departamentos.

Natação
- O uso de touca é obrigatório em todas as aulas.
- Cumprimente todos os clientes de forma simpática e acolhedora.
- Sempre que possível, acompanhe o cliente até o balcão, para localização da ficha de treinamento.
- Observe a validade do treino e se há alguma informação importante que deve ser passada ao cliente (como mudança de treino, retorno da avaliação física, entre outras).

- Coloque-se à disposição para dúvidas e esclarecimentos.
- Circule pela piscina, observando todos atentamente e passando as orientações necessárias.
- Oriente o cliente sobre os retornos da avaliação física. Após a realização do retorno, agende com o cliente dia e horário para troca de treino, por meio de análise e comparação dos dados obtidos.

Observações:
- Conheça todos os clientes que frequentam a piscina e, principalmente, aqueles cujos treinos estão sob sua supervisão.
- O acompanhamento deve ser diário e regular (durante as aulas).
- Direcione e redirecione os treinos de acordo com as necessidades do cliente (ajustes periódicos de treino).
- Crie vínculo com o cliente.
- Conheça o histórico das atividades do cliente.
- Indique, explique e direcione os clientes para as aulas de ginástica, dança, artes marciais e musculação.
- Cumprimente todos os clientes que já estiverem treinando quando entrar no seu horário.
- Apresente-se sempre a quem você não conhece e crie vínculo, empatia.
- Encaminhe o cliente ao outro professor/setor, sempre dizendo o seu nome.
- Organize a piscina (pranchas, flutuadores e demais equipamentos) antes do término do seu horário.
- Conheça bem todos os equipamentos (marca, qualidade, benefícios etc.).
- Aborde todos os clientes no mínimo cinco vezes durante seu treino na piscina.
- Solucione problemas fáceis ou encaminhe para o departamento responsável (quando o próprio professor não conseguir solucionar algo).
- Não permita que qualquer pessoa entre de sapato no recinto da piscina; ela poderá entrar se estiver com o saquinho nos pés.
- Tenha habilidade para oferecer os programas de *personal* seguindo os procedimentos éticos (não insista, pressione etc.).

TAREFAS OPERACIONAIS

Musculação

- Responder semanalmente o relatório dos alunos de carteira ausentes nesse período.
- Verificar diariamente:
  - Agendamentos (recepção) antes de entrar para o trabalho.
  - A necessidade de troca de treinos e retornos da avaliação física.
  - Esteja preparado para cumprir a Planilha de Orientações (Figura 14) adequadamente.
  - E-mail.
  - Preencher corretamente todas as ferramentas de controle:
    - Planilha de Orientações – colocar o nome completo do aluno. Anotar a presença ou a falta na agenda localizada na recepção (Figura 14).
    - Planilha de Reserva – colocar o nome do cliente e atentar-se para o cumprimento correto dos horários (Figura 15).
    - Planilha de Controle – anotar a quantidade de clientes (musculação, aeróbio e *personal*) em sala nos horários apontados na planilha (Figura 16).
  - Comunicação por e-mail: enviar as principais ocorrências do dia e as necessidades de manutenção de equipamentos.
  - Fazer o *check list*:
    - Abertura (06h00):
      - Ligar os computadores.
      - Ligar o som.
      - Ligar as esteiras.
      - Ligar as TVs.
      - Ligar o ar-condicionado ou ventilação (se necessário).
      - Verificar arrumação da sala.
      - Verificar as ferramentas de controle.

> Obs.: Enquanto um professor executa o *check list*, o outro deve estar pronto para o atendimento aos clientes.

- Troca de professor (dez minutos antes do final do período):
    - Verificar arrumação da sala.
    - Fazer anotações sobre as ocorrências (e-mail).
    - Passar as informações necessárias ao professor que irá assumir o horário.
    - Despedir-se dos alunos, colaboradores e *personal trainers* presentes na sala.
- Fechamento (23h00):
    - Desligar os computadores.
    - Desligar o som.
    - Desligar as esteiras.
    - Desligar as TVs.
    - Desligar o ar-condicionado.
    - Deixar a sala organizada.
    - Verificar as ferramentas de controle.
- Durante o período de trabalho:
    - Observar atentamente a necessidade do ar-condicionado, avaliando a temperatura ambiente (entre 20 e 24°C).
    - Manter a sala sempre organizada.
    - Verificar o funcionamento de todos os aparelhos.
    - Anotar atentamente a quantidade de alunos nos horários preestabelecidos na planilha de controle.
    - Evitar conversas desnecessárias ou pessoais com os colaboradores.

Aulas em grupo

- Verificar diariamente seus e-mails.
- Preencher corretamente, em todas as aulas, a Planilha de Controle de Aulas (Figura 17).

- Manter a organização da sala e dos equipamentos utilizados em aula.
- Comunicar-se com o coordenador por meio de e-mails, para descrever ocorrências sobre manutenção, aulas e clientes.
- Fazer o *check list*:
  - Antes da aula:
    - Acender as luzes da sala.
    - Testar o som.
    - Ligar o ar-condicionado (se necessário).
    - Verificar arrumação da sala.
    - Verificar a disponibilidade dos equipamentos a serem utilizados na aula.
  - Após a aula:
    - Apagar as luzes da sala.
    - Desligar o som.
    - Desligar o ar-condicionado.
    - Verificar arrumação da sala.
    - Fazer as anotações na Planilha de Controle de Aulas.

Cuidados para arrumação e utilização dos equipamentos das salas
Todo material transferido de uma sala para outra deverá ser devolvido após a utilização.
Seguir o padrão de arrumação da sala.

Obs.: No caso de algum material apresentar defeito, separe-o e comunique imediatamente o coordenador.

Natação/Hidroginástica

Responsabilidades do professor
- Participar do planejamento mensal das aulas de hidroginástica e semestral das aulas de natação, seguindo os padrões estabelecidos no Programa da Academia.
- Anotar a quantidade de clientes nas Planilhas de Controle.
- Apontar presença ou falta dos alunos em sua lista de chamada de forma diária.

- Adicionar o nome completo do aluno em sua lista de chamada nos dias e horário de aula, para que o coordenador possa alterar no sistema.
- Alterar o mapa de vagas caso haja uma alteração feita porque o aluno mudou de touca (passou para outro professor), ou a pedido da recepção, ou da coordenação ou de terceiros.
- Ao receber a listagem de ligações (faltas), que seja feita em seu período de trabalho (intervalo), local adequado e entregue ao coordenador na data prescrita.
- Atualizar na data de cada avaliação as fichas da natação infantil e assim que o seu aluno passar para outro professor (troca de touca), repassar esta ficha imediatamente ao outro professor.
- Após a aula teste, preencher todos os campos da ficha de avaliação.
- Preencher todos os dados das fichas de hidroginástica e natação de adultos.
- Verificar semanalmente todas as fichas.
- Estar no recinto da piscina em suas aulas cinco minutos antes do horário da aula (para recepcionar o aluno e arrumar a piscina com tranquilidade).
- Guardar todos os equipamentos que estejam fora de seu lugar após uma aula realizada/período.
- Ler e assinar o caderno de recados do seu setor de forma diária.
- Não permitir que qualquer pessoa entre de sapato no recinto da piscina. Ela poderá entrar se estiver com o saquinho nos pés.
- Executar *check list* diário.

PARTE 4

Manual técnico: programação infantil (*kids*)

EQUIPE

Professores

O professor tem como função ensinar, tirar dúvidas e atender as crianças. Controlar sua assiduidade, motivar para que não haja desistência e tornar a atividade física prazerosa.

Monitores

O monitor tem como função acompanhar, de maneira responsável, as crianças na transição entre as atividades, dando o apoio necessário durante o lanche e no banho.

Assistentes *(kids room)*

O assistente tem como função acompanhar, de maneira responsável, as crianças durante sua permanência na sala das crianças (*kids room*).

ATENDIMENTO AO CLIENTE

Judô e balé

Atendimento inicial (cliente novo)

- Cumprimentos:
  - Cumprimente e apresente-se à criança e ao acompanhante de forma simpática e acolhedora. Se possível, apresente-a a outras crianças.
  - Todas as crianças e acompanhantes devem ser cumprimentados, independente do tempo que frequentam a academia. Seja simpático e educado, causando boa impressão. Chame-os pelo nome, sempre que possível.
  - Receba o atestado médico e o Questionário de Prontidão para a Atividade Física (PARQ) (preenchido pelos pais ou responsáveis pela criança, já orientados pelos consultores de vendas) (Figura 21).
  - Cole no caderno de recados o informativo explicativo da atividade.
- Apresentação:
  - Comunique às crianças o nome da aula e apresente as etapas de seu programa, explicando a finalidade de cada uma. Os exercícios e os equipamentos utilizados variam conforme a atividade/modalidade, mas o conteúdo mínimo (tempo/repetições) de cada etapa é básico, podendo ser utilizado para qualquer aula.

a) Parte inicial:
- Exercícios: quantidade, exercícios aplicados e equipamentos utilizados nessa etapa.
- Repetições/tempo: diga o número de repetições e tempo necessário.
- Finalidade: preparar o organismo para atividade física vigorosa.

b) Desenvolvimento ou parte principal:
- Exercícios: quantidade, exercícios aplicados e equipamentos utilizados nessa etapa.
- Repetições/tempo: diga o número de repetições e tempo necessário.
- Finalidade: obter as adaptações ao treinamento proposto.

c) Parte final:
- Exercícios: quantidade, exercícios aplicados e equipamentos utilizados nessa etapa.
- Repetições/tempo: diga o número de repetições e tempo necessário.
- Finalidade: relaxar a musculatura trabalhada.

- Aplicação e acompanhamento:
  - Inicie a aula no horário previsto, cumprimentando o grupo. Comece a aplicação:
    - Coloque a música (quando houver).
    - Explique e execute os exercícios.
    - Ensine as técnicas, fundamentos e filosofia (quando houver).
    - Explique como utilizar os equipamentos.

> Obs.: Durante as explicações, certifique-se de estar falando de modo claro e audível, garantindo a compreensão de todos.

  - Acompanhe o desempenho das crianças:
    - Circulando pela sala e observando-as atentamente.
    - Ensinando-as como utilizar corretamente os equipamentos.
    - Corrigindo-as na execução dos exercícios, de forma a evitar lesões e acidentes.
    - Estimulando-as.
- Finalização e despedida:
  - Comente o desempenho geral, apontando aspectos relevantes sobre a atuação do grupo, verificando se sentiram alguma dificuldade.
  - Agradeça a presença de todos. Aproveite a ocasião para divulgar eventos/aulas especiais. Despeça-se.
  - Converse com os clientes novos, para saber o que acharam da aula. Anote o nome completo na lista de chamada.
  - Conversar com os pais ou responsável, sempre que possível.
  - Coloque o nome da criança na lista de chamada.
  - Faça a primeira avaliação técnica da criança.

Atendimento continuado
- Recepcione e cumprimente todas as crianças e acompanhantes de forma simpática e acolhedora.

- Coloque-se sempre à disposição para dúvidas e esclarecimentos.
- Circule pela sala, observando todos atentamente e passando as orientações necessárias, como correções ou aumento na carga dos exercícios.
- Oriente a criança sobre a importância da prática regular da atividade física.
- Respeite a tolerância máxima permitida para a entrada das crianças após o início das aulas, explicando aos responsáveis sobre a importância na execução de todas as partes da aula.
- Verifique em todas as aulas o Caderno de Recados de todas as crianças.

Observações
- Conhecer as crianças, não somente as que frequentam suas aulas.
- Chegar cinco minutos antes de sua aula (se não tiver outra aula antes).
- Receber as crianças na porta da sala de aula, cumprimentando-as pelo nome.
- Apresentar-se e conhecer a criança e o acompanhante caso ainda não o tenha feito.
- Apresentar as novas crianças às demais (integração).
- Ajudar as crianças que necessitarem a separar o material que será utilizado na aula, ou os ajustes que devem ser feitos em alguns dos materiais e/ou aparelhos.
- Controlar o volume e a qualidade das músicas.
- Preparar a sala para a aula (som, material etc.).
- Iniciar e finalizar as aulas nos horários estipulados.
- Esclarecer dúvidas durante e ao final das aulas;
- Dar dicas e sugestões sobre assuntos relacionados às atividades quando necessário.
- Agradecer a presença da criança.
- Avisar quando acontecerá a próxima aula e pedir que voltem.
- Despedir-se das crianças na porta da sala.
- Desenvolver novas ideias para as aulas e passá-las ao coordenador, para que mudanças sejam feitas ou novas aulas criadas.

- Utilizar a voz de forma contrastante e equilibrada, coerente com a modalidade que estiver ministrando e com a intensidade do exercício de forma planejada, sempre atento para não entrar em conflito com a música.
- Criar vínculo com a criança e o responsável.
- Utilizar sempre que preciso o Caderno de Recados para melhor comunicação com os pais e responsáveis.
- Procurar conhecer as necessidades e os objetivos de cada criança, adequando a intensidade da aula e dos exercícios.
- Conhecer bem todos os equipamentos da academia (marca, qualidade, benefícios etc.), bem como o funcionamento das demais áreas.
- Mensurar corretamente o tempo e a qualidade da aula.
- Preencher corretamente a Planilha de Controle de Aulas (Figura 17) e a lista de chamada.
- Ao terminar a aula, organizar a sala para próxima aula e caso não ocorra mais nenhuma depois, desligar o som, o ar-condicionado e apagar as luzes.
- Integrar-se com os demais departamentos.

Transição
Atendimento inicial (cliente novo)
- Acolhimento:
  - Receba o cliente novo na catraca, apresente-se à criança e ao acompanhante.
  - Explique sua função dentro do programa *Kids*, e encaminhe a criança ao *kids room*, ou à sua atividade de acordo com o horário em que ela chegou.
  - Se for encaminhar a criança ao *kids room*, apresente-a ao(s) assistente(s) que se encontram no espaço naquele momento para que ela se sinta à vontade. Não se esqueça de apresentar o(s) assistente(s) ao acompanhante da criança.
  - No horário de início da atividade, encaminhar a criança até a sala de aula/piscina, onde ocorrerá sua primeira atividade. Apresentá-la ao professor, bem como apresentar seu acompanhante.

– Durante os primeiros dez minutos do início da aula, o monitor deverá, após deixar as crianças no seu local de aula, retornar à catraca para poder recepcionar as crianças que chegam atrasadas. Após esse prazo, deverá retornar ao local onde a criança executa a atividade.
- Desenvolvimento da atividade:
  – O monitor deverá permanecer do lado de fora da sala de aula/piscina durante todo o tempo de atividade para poder auxiliar a criança caso ela necessite ir ao banheiro ou beber água. Lembre-se: essa criança depende de você para transitar pela academia, portanto, não a abandone.
- Lanche:
  – Perguntar à criança se ela trouxe algo para comer ou se o acompanhante deixou dinheiro para comprar o lanche na cantina.
  – De acordo com os casos abaixo, adotar os seguintes procedimentos:
    • Situação 1: Criança que traz ou compra o lanche: o monitor deverá colocá-la na mesa que se encontra na cantina e lá permanecer com a criança para que ela possa alimentar-se.
    • Situação 2: Criança que não traz lanche: o monitor deverá encaminhá-la ao *kids room* para que ela aguarde brincando até o início da próxima atividade.
- Banho:
  – Após o término da(s) atividade(s) o monitor deverá encaminhar a criança ao vestiário infantil e auxiliar no procedimento do banho. Lembre-se: é a primeira vez que essa criança toma um banho com você. Dê atenção especial e acompanhe todas as etapas descritas a seguir, independentemente da idade que ela tenha.
  – Deixe sempre o vestiário infantil bem organizado. Isso facilitará o seu trabalho.
  – Os xampus, condicionadores e sabonetes, bem como as toalhas e as roupas que as crianças utilizarão para irem embora já deverão ser pré-separados e guardados nos respectivos guarda-volumes.
  – Guardar as roupas das atividades dentro da mochila da criança, lembrando que roupas molhadas e toalhas deverão ser guardadas em sacos plásticos.

- Ligue os chuveiros e distribua as crianças nos boxes. Entregue aos maiores os xampus, condicionadores e sabonetes para que eles tomem seus banhos. Para as crianças de dois a sete anos, coloque você a quantidade de xampu e condicionador nas mãos delas para que posteriormente elas possam lavar seus cabelos. Entregue os sabonetes somente após lavarem os cabelos.
- Assim que a(s) criança(s) forem terminando seus banhos, entregue suas toalhas e peça para que elas se enxuguem. Ensine os maiores a se secarem sozinhos, mas sempre fique de olho para que eles não se vistam sem estar devidamente secos. As crianças de dois a sete anos deverão ter a ajuda do monitor, elas não sabem se secar sozinhas e necessitam muito da sua ajuda.
- Depois de secos, auxiliar a todos na vestimenta, conferindo se não estão esquecendo nenhuma peça, como calcinhas, cuecas e meias. Todos devem calçar seus tênis. Evite deixar a criança sair do vestiário de chinelos (exceto se a próxima atividade for o judô). Isso evita acidentes no trânsito delas pela academia.

> Obs.: Preste muita atenção quando for guardar os pertences das crianças. Você é responsável por eles. Atente-se para não se esquecer de nada nos vestiários e para não colocar pertences em mochilas erradas.

- Término da programação infantil:
  - Após o banho ou o término da atividade, a criança deverá ser encaminhada novamente ao *kids room* para que aguarde a chegada de seu(s) acompanhante(s).
  - A criança deverá ser entregue ao seu responsável pelo monitor. Caso a permanência dessa criança exceda em mais de dez minutos do término do programa de atividade, a criança permanecerá no *kids room* sob a responsabilidade do assistente do espaço e deverá ser entregue ao seu responsável por este último.
- Caderno de recados:

- Verificar o caderno de recados para ver se não há nenhum bilhete dos responsáveis.
- Caso haja alguma ocorrência com a criança, ela deverá ser descrita no caderno de recados para que os responsáveis tomem ciência do ocorrido.
- Esse caderno deverá ser conferido diariamente pelos monitores.

Atendimento continuado

- Acolhimento:
  - Receber a criança na catraca, dando-lhe bom-dia, boa-tarde ou boa-noite de acordo com o horário do programa de atividades.
  - Encaminhe a criança ao *kids room* ou a sua atividade, de acordo com o horário em que ela chegou.
  - No horário de início da atividade, encaminhar a criança até a sala de aula/piscina, onde ocorrerá sua primeira atividade.
  - Durante os primeiros dez minutos do início da aula, o monitor deverá, após deixar as crianças no seu local de aula, retornar à catraca para poder recepcionar as crianças que chegam atrasadas. Após esse prazo, deverá retornar ao local onde a criança executa a atividade.
- Desenvolvimento da atividade:
  - O monitor deverá permanecer do lado de fora da sala de aula/piscina durante todo o tempo de atividade para poder auxiliar a criança caso ela necessite ir ao banheiro ou beber água. Lembre-se: essa criança depende de você para transitar pela academia, portanto, não a abandone.
- Lanche:
  - Perguntar à criança se ela trouxe algo para comer ou se o acompanhante deixou dinheiro para comprar o lanche na cantina.
    De acordo com os casos abaixo, adotar os seguintes procedimentos:
    - Situação 1: Criança que traz ou compra o lanche: o monitor deverá colocá-la na mesa que se encontra na cantina e lá permanecer com a criança para que ela possa alimentar-se.

- Situação 2: Criança que não traz lanche: o monitor deverá encaminhá-la ao *kids room* para que ela aguarde brincando até o início da próxima atividade.
- Banho:
  – Após o término da(s) atividade(s) o monitor deverá encaminhar a criança ao vestiário infantil e auxiliar no procedimento do banho.
  – Deixe sempre o vestiário infantil bem organizado, isso facilitará o seu trabalho.
  – Os xampus, condicionadores e sabonetes, bem como as toalhas e as roupas que as crianças utilizarão para irem embora já deverão ser pré-separados e guardados nos respectivos guarda-volumes.
  – Guardar as roupas das atividades dentro da mochila da criança, lembrando que roupas molhadas e toalhas deverão ser guardadas em sacos plásticos.
  – Ligue os chuveiros e distribua as crianças nos boxes. Entregue aos maiores os xampus, condicionadores e sabonetes para que eles tomem seus banhos. Para as crianças de dois a sete anos, coloque você a quantidade de xampu e condicionador nas mãos delas para que posteriormente elas possam lavar seus cabelos. Entregue os sabonetes somente após lavar os cabelos.
  – Assim que a(s) criança(s) forem terminando seus banhos, entregue suas toalhas e peça para que elas se enxuguem. Ensine os maiores a se secarem sozinhos, mas sempre fique de olho para que eles não se vistam sem estar devidamente secos. As crianças de dois a sete anos deverão ter a ajuda do monitor, elas não sabem se secar sozinhas e necessitam muito da sua ajuda.
  – Após secos, auxiliar a todos na vestimenta, conferindo se não estão esquecendo nenhuma peça, como calcinhas, cuecas e meias. Todos devem calçar seus tênis. Evite deixar a criança sair do vestiário de chinelos (exceto se a próxima atividade for o judô). Isso evita acidentes na transição delas pela academia.

> Obs.: Preste muita atenção quando for guardar os pertences das crianças. Você é responsável por eles. Atente-se para não se esquecer de nada nos vestiários e para não colocar pertences em mochilas erradas.

- Término da programação *Kids*:
  - Após o banho ou o término da atividade, a criança deverá ser encaminhada novamente ao *kids room* para que aguarde a chegada de seu(s) acompanhante(s).
  - A criança deverá ser entregue ao seu responsável pelo monitor. Caso a permanência dessa criança exceda mais de 10 minutos do término do programa de atividade, a criança permanecerá no *kids room* sob a responsabilidade do assistente da sala e deverá ser entregue ao seu responsável por este último.

KIDS ROOM

- Dar bom-dia, boa-tarde e boa-noite sempre que abordar alguém.
- Ser prestativo e simpático toda vez que for receber alguém à porta do *kids room*.
- Nunca gritar no interior do *kids room*, sempre que tiver de chamar a atenção de alguma criança, vá até ela e o faça.
- Lembre-se que a criança está nesse espaço para brincar, portanto faça desses poucos momentos, os melhores do dia dela.
- Estar sempre sorridente e motivado.
- Ser educado e prestativo com seus colegas de trabalho.
- Sempre que entrar no *kids room*, retirar o calçado e guardá-lo no espaço específico para calçados.
- Ficar sempre atento às crianças sem deixar de prestar atenção à porta.
- Sempre que alguém parar à porta do *kids room*, seja gentil. Pergunte se ela está precisando de algo que você possa ajudar.
- Lembre-se: você tem mais de uma criança para olhar, por isso, sempre que estiver envolvido em alguma brincadeira, não se esqueça de manter um olhar atento sobre as outras crianças.

- Manter o *kids room* sempre organizado. Em toda troca de turmas grandes de crianças, os brinquedos e jogos deverão ser reorganizados.
- Preencher a Planilha de Controle nos horários estipulados (Figura 22).

Observações gerais

- Preparar o *kids room*/vestiários para as atividades: chegar com cinco minutos de antecedência.
- Não sair do *kids room* sem que outro assistente assuma a responsabilidade pelo espaço.
- Não entrar na sala de aula antes do término da aula anterior.
- Utilizar o uniforme correto.
- A utilização de *notebooks* só é permitida durante as aulas e eventos especiais, para execução de músicas. O acesso à internet durante as aulas/período de trabalho é proibido.
- Os pertences dos funcionários não poderão ser guardados no interior do *kids room*.
- Não será permitida a permanência de funcionários uniformizados de outras áreas, no interior do *kids room*.
- Sempre que entrar no *kids room*, retirar o calçado e guardá-lo no espaço específico para calçados.
- Sempre que sair do *kids room*, o funcionário deverá calçar-se. É proibido andar descalço em qualquer dependência da academia.
- A televisão e o som do *kids room* deverão ser utilizados para programas e sons infantis. Outros programas como: novelas, telejornais, e afins, são proibidos.
- Quando não houver crianças no *kids room*, os funcionários deverão deixar a porta aberta e permanecer ao lado dela, em estado de prontidão. Sempre sorrindo e mantendo a postura ereta.
- Os jogos e brinquedos deverão ser conferidos diariamente, a cada troca de turno, notando-se a perda ou dano de algum material o coordenador deverá ser avisado rapidamente para que sejam tomadas as devidas providências.

- Ser prestativo e simpático toda vez que for receber alguém à porta do *kids room*.
- Nunca gritar no interior do *kids room*, sempre que tiver que chamar a atenção de alguma criança, vá até ela e o faça.
- Lembre-se que a criança está nesse espaço para brincar, portanto faça desses poucos momentos, os melhores do dia dela.

Segurança

- É proibido deixar qualquer criança sair do *kids room* sem o consentimento ou autorização do pai ou responsável. Quando houver a necessidade da criança sair do *kids room* sem que os responsáveis a busquem, a coordenação deverá ser avisada com antecedência para que seja gerado um documento de isenção de responsabilidade da Academia por qualquer eventualidade que possa acontecer fora do *kids room*.
- É proibido deixar as crianças brincarem na porta do *kids room*.
- É proibido utilizar as bolinhas da piscina de bolinhas para outras brincadeiras. As bolinhas do brinquedo devem permanecer dentro dele.

PARTE 5

Manual técnico: vendas e recepção

VENDAS E RECEPÇÃO

Consultor de vendas

- Vender utilizando a metodologia da empresa – alcançando suas metas e garantindo sempre o faturamento máximo.
- Prospectar o maior número possível de clientes (novos, ex-alunos e renovações), agendando suas visitas e garantindo que compareçam ao agendamento (telemarketing).
- Reter e fidelizar ao máximo sua carteira de clientes, sempre com o objetivo de aumentá-la.
- Conhecer muito bem o produto que está vendendo, todas as opções de serviços.
- Empenhar-se e dedicar-se ao máximo para alcançar o mais alto nível do plano de carreira.
- Seguir todas as rotinas, processos e procedimentos do cargo.

Recepcionista

- É a porta de entrada do cliente na Academia.
- A partir do momento que você entra na recepção, responderá pela Academia.

ATENDIMENTO AO CLIENTE

- O atendimento na Academia deve ser de máxima excelência.
- Você deve cativar o cliente.
- Seu atendimento deve ser de excelência sempre e não somente no primeiro dia.
- O bom atendente deve conhecer a fundo o produto ou o serviço que vende.
- Não é preciso sempre dizer sim ao cliente, porém deve-se saber dizer não. Existem várias maneiras de falar não, sem explicitar a palavra (explicar o porquê do não e tentar dar alternativas).
- Qualidades que um bom recepcionista/consultor deve ter:
  – Educação.
  – Simpatia.
  – Paciência.
  – Ser bem-informado.
  – Ter jogo de cintura.
  – Ser atencioso.
  – Ser prestativo.
  – Apresentar boa aparência.
  – Conhecer o produto/serviço que vende.
  – Ser carismático.

A seguir, algumas dicas que podem ajudar no atendimento ao cliente:

Posturas positivas	Posturas negativas
• Sorrisos • Aperto de mão firme • Sentar-se ereto • Relaxado, com os braços abertos • Manter o contato visual (olhar nos olhos) • Inclinar-se para frente para ouvir atentamente • Balançar a cabeça em concordância ou encorajamento	• Cara amarrada • Aperto de mão fraco, sem firmeza • Sentar-se de forma displicente • Braços cruzados ou mão nos bolsos • Olhar para cima, para baixo ou para longe do cliente • Tamborilar com os dedos • Olhar frequentemente para o relógio

Tipos de clientes

Existem três tipos de clientes: novo, regular e convidado.

- Cliente novo:
  - Cliente que está visitando pela primeira vez as dependências da Academia.
  - Cliente que está fazendo pela primeira vez as avaliações para a prática de exercícios físicos.
  - Cliente que está realizando a primeira série de exercícios ou o primeiro dia de aula.
- Cliente regular:
  - Cliente que já frequenta as atividades e serviços da Academia.
- Convidado:
  - São pessoas que vieram por intermédio de algum outro cliente para acompanhar ou observar as atividades da Academia.

Obs.: O cliente que trouxe o convidado deve preencher um termo de responsabilidade tornando-se corresponsável por quaisquer atos praticados pelo convidado.

Procedimento padrão de atendimento

O padrão de atendimento descrito abaixo está dividido em duas partes. Na primeira parte, o atendimento é para clientes que estão pela primeira vez visitando as dependências da Academia, que convencionamos chamar de cliente novo, e a segunda parte, para o cliente que já frequenta a Academia, chamado de cliente regular.

Cliente novo (Figura 24)
- O recepcionista/consultor sempre deverá ficar em pé para receber o cliente. Jamais receba o cliente sentado(a). O atendimento poderá ser sentado desde que você convide o cliente a sentar-se e ele aceite.
- Cumprimente-o com bom-dia, boa-tarde e boa-noite, e fale o seu nome.
- Pergunte: "Qual o seu nome?" e "Em que posso ajudar?".
- Sempre o chame de "Sr. ou Sra. nome", caso a pessoa não tenha dado liberdade de chamá-la de "você" (existem pessoas que têm horror em serem chamados de senhor ou senhora).
- Pergunte se é a primeira vez que está indo à Academia.
- O cliente deve preencher a ficha de visitante antes de ingressar nas dependências da Academia. Caso haja resistência para preencher a ficha, explique que este é um procedimento de direcionamento do atendimento (Figura 25).
- O questionário servirá para você iniciar o atendimento personalizado (são informações úteis para a apresentação) e auxílio na personalização do *tour*.
- Convidá-lo para conhecer as instalações (não se esqueça de levar a ficha que o cliente respondeu). O *tour* da Academia deve ser feito logo após o preenchimento do questionário.
- Inicie a apresentação da Academia (Figura 29).
- Faça a apresentação (obrigatório) mostrando para o cliente os diferenciais e pontos fortes da Academia. Enfatize os pontos assinalados no questionário, isso direciona mais o atendimento e evita perda de tempo em pontos que o cliente não se interessa.

- Mostre também os locais onde o cliente pode ter algumas informações sobre os serviços da Academia (murais), bem como o local da caixa de sugestões.
- Olhe para o cliente quando atendê-lo, para passar confiança.
- A prioridade deve ser sempre o cliente.
- Faça perguntas para que você descubra a real necessidade e possa enfatizar sua apresentação (Figura 26).
- Jamais deixe o cliente sem resposta.
- No retorno à recepção, convide-o para vir ao balcão, informe os horários de aulas, dê a descrição detalhada dos serviços e entregue os *folders* disponíveis.
- Esclareça todas as dúvidas do cliente. Seja claro e objetivo.
- Nesse momento o cliente pode optar por querer começar a frequentar ou simplesmente levar as informações para casa. No primeiro caso deve-se:
  – Orientar o cliente novo quanto aos exames necessários antes de iniciar a prática de exercícios (avaliação física, avaliação médica e exame dermatológico).
  – Sugerir o agendamento dos exames apresentando as observações específicas de cada um.
  – Solicitar leitura do regulamento interno e colher assinatura do cliente.

> Obs.: Para a confecção do regulamento interno, sugerimos orientação jurídica.

  – Preencher a Ficha de Cadastro e colher assinatura do cliente ou pai/responsável (Figura 27).
  – Caso o matriculado seja uma criança, entregue ao responsável o PARQ (ver Figura 21) e oriente sobre o preenchimento.

Se o cliente tiver dúvida sobre algum serviço ou desejar algo que a Academia ainda não ofereça, peça que relate no formulário de SAC (ver Figura 28). Dessa forma, o gerente da Academia estará ciente da manifestação e dará um retorno no prazo máximo de uma semana (Figura 28).

> **Aproveite essas dicas ao encerrar uma interação**
> - Pergunte se pode ajudar o cliente em mais alguma coisa
> - Sorria com sinceridade
> - Cumprimente-o com um aperto de mão
> - Dê um prospecto da Academia, se tiver
> - Convide-o a ligar ou comparecer na Academia se tiver dúvida ou problemas
> - Use o nome do cliente
> - Agradeça ao cliente pela visita, encoraje-o e sugira um compromisso com a atividade física

Cliente regular

- Levantar-se para receber o cliente.
- Pergunte: "Em que posso ajudá-lo, sr(a)?", tente chamá-lo pelo nome (caso o cliente tenha acabado de passar pela catraca, preste atenção no monitor do computador, pois a informação estará disponível). Procure memorizar o nome de todos os clientes.
- Ouvir tudo o que o cliente tem a dizer sem interromper, e resolver seu problema na hora, se possível.
- Possíveis situações com clientes: horários de aulas, reclamações sobre aulas ou serviços, justificativas de ausência, novas modalidades, agendamento de serviços, problemas com a catraca.

PAGAMENTOS

Neste tópico, o manual deve descrever como funcionam as formas de pagamento para todos os serviços oferecidos pela Academia.

Após escolher o plano mais adequado, o cliente deve optar por uma forma de pagamento (dinheiro, cheque, cartão de débito ou crédito) e fazê-lo diretamente ao consultor de vendas.

Os serviços de avaliação física e médica são pagos diretamente ao avaliador. O exame dermatológico é pago diretamente à clínica conveniada.

Há ainda alguns serviços como *personal trainer*, pilates e nutricionista que são pagos diretamente ao prestador de serviço.

Recepcionistas e consultores de vendas devem manter-se atualizados quanto a preços e horários de funcionamento de todos os serviços oferecidos na Academia.

ENTRADA DE VISITANTES

A entrada de convidados na Academia pode ocorrer, porém de forma bastante controlada. Por questões de segurança a Academia não pode se responsabilizar pela aptidão física do convidado, ou seja, ele só pode observar as atividades e estrutura, porém não pode praticar atividade física dentro da Academia. O cliente que fez o convite assina um termo se responsabilizando pelo convidado e tornando-se corresponsável por quaisquer atos praticados por ele (ver Figura 23).

AULA AVULSA

Os clientes convidados ou interessados em experimentar/frequentar as atividades da Academia por um dia, deverão preencher o cadastro de visitantes (ver Figura 25) e o termo de responsabilidade para aulas.

JUSTIFICATIVA DE AUSÊNCIA

Os casos de justificativas de ausência serão sempre analisados pela gerência da Academia. Sendo assim, quando o cliente deixar algum atestado médico ou similar na recepção, deve-se encaminhar diretamente para a supervisão, que analisará o caso junto à gerência.

FÉRIAS (LICENÇA)

Os clientes matriculados nos planos trimestral, semestral ou anual têm direito a um período de licença, que varia de acordo com o contrato. O cliente deve preencher o formulário antecipadamente ao período solicitado e entregar na recepção. Não serão aceitos pedidos de licença retroativa (Figura 31).

CANCELAMENTO DE PLANO

O recepcionista deve descrever os procedimentos necessários ao cancelamento de um plano e explicar as situações em que ocorre a devolução do plano pago (Figura 32).

> Obs.: Encaminhar imediatamente o caso à gerência para que ocorra a tentativa de reversão do cancelamento.

INFORMAÇÕES SOBRE SERVIÇOS COMPLEMENTARES

É bastante comum que os clientes identifiquem na recepção da Academia uma grande central de informações. Sendo assim, é importante que a recepção mantenha informações atualizadas de todos os serviços (horários, preços, como ingressar, funcionamento etc.).

Torna-se muito importante, portanto, a busca incessante pelas informações dos serviços.

Personal trainer

- Este serviço é cobrado à parte.
- Caso o cliente tenha interesse em contratar o serviço, ele deverá selecionar algum dos professores cadastrados na Academia (*Personal Book*),

preencher a ficha de interesse e aguardar retorno. Após o preenchimento, a ficha é encaminhada para os profissionais pelos quais o cliente teve interesse (Figura 33).
- Todos os acertos e pagamentos devem ser feitos diretamente ao professor.

Avaliação física e médica

- Este serviço é cobrado à parte.
- O agendamento deve ser realizado na recepção e o pagamento direto ao avaliador.
- O avaliador aplicará testes para constatar o nível de condicionamento físico do cliente. Ele medirá o percentual de gordura, avaliará se o cliente é portador de algum desvio de coluna, problemas musculares ou articulares ou algum tipo de restrição que o impeça de praticar exercícios físicos total ou parcialmente. O objetivo é avaliar qual o nível de aptidão física do cliente, para indicar o melhor tipo de exercício, fazendo que os objetivos sejam atingidos no menor tempo possível e com o máximo de segurança.
- O avaliador é um profissional de Educação Física.
- Na avaliação médica será feito o eletrocardiograma em esforço, para que o médico possa (ou não) autorizar o cliente à prática de atividade física. Poderá ser feito na Academia ou pelo médico de preferência.
- Caso o médico não autorize a prática de exercícios, a Academia devolve o valor pago pelo plano.

Exame dermatológico

É obrigatório e pré-requisito para o cliente poder frequentar a piscina da Academia.
- Essa avaliação é composta por exame clínico e exame dermatológico.
- Como os demais serviços, este também é cobrado à parte.

- Poderá ser feito nas clínicas conveniadas ou pelo médico de preferência.
- Caso o médico não autorize a prática de exercícios, a Academia devolverá o valor pago pelo plano.

Kids room

- Serviço adicional a todos os clientes "papais e mamães" que possuem filhos de zero a treze anos de idade. No *kids room* a criança tem acesso a livros, brinquedos e atividades lúdicas voltadas à sua idade. Menores de dois anos devem estar acompanhados por um adulto responsável.
- Serviço gratuito.
- Horário de funcionamento: de segunda a sexta-feira das 08h00 às 12h00 e das 13h00 às 22h00; sábados das 09h00 às 13h00.

Café

- Espaço direcionado aos clientes frequentadores ou não da Academia que oferece em seu cardápio opções saudáveis de alimentação.
- Horário de funcionamento: de segunda a sexta das 06h00 às 23h00 e aos sábados das 08h00 às 14h00.

Nutricionista

- Este serviço é cobrado à parte.
- O agendamento é efetuado na recepção da Academia, porém o pagamento é feito diretamente ao nutricionista após a consulta.
- O atendimento na Academia é aberto aos clientes externos.
- O cliente terá direito a uma consulta e um retorno.

Pilates (aparelhos)

- Este serviço é cobrado à parte.
- O agendamento é efetuado na recepção da Academia ou com o profissional.
- O pagamento é feito diretamente ao profissional.
- Serviço de toalhas disponível nos vestiários da Academia.
- O pagamento, a solicitação e a devolução das toalhas são feitos diretamente ao funcionário da limpeza responsável pelo horário.

SERVIÇO DE ATENDIMENTO AO CLIENTE (SAC)

A Academia deve ter um serviço de atendimento ao cliente (SAC) para o cliente que desejar fazer alguma manifestação: elogio, sugestão ou reclamação.

Procedimentos

- Entregar ao cliente uma ficha para ser preenchida (ver Figura 28) com os dados pessoais – nome, número de matrícula, *e-mail* e telefone – isto é importante para o retorno.
- O formulário está numerado para controle de todas as ocorrências. A numeração prévia inibe o desaparecimento dos formulários.
- O recepcionista deverá colocar a data e o horário da retirada do formulário na Ficha de Controle (Figura 34).
- O cliente deve preencher o formulário na recepção e não pode levá-lo para casa.
- Depois de preenchido, pedir ao cliente para colocar na caixa de sugestões do SAC.
- Comunicar que a gerência entrará em contato o mais breve possível.

PADRÃO DE ATENDIMENTO TELEFÔNICO

O telefone é, hoje em dia, o grande veículo de comunicação do mundo moderno. Sua utilidade é imensa, quer no mundo dos negócios ou no setor de relações públicas e sociais. Portanto, dispense um tratamento distinto e atenção em todas as ligações que atender.

Observar as regras básicas a seguir para o bom uso do telefone:

- Evite usar o telefone comercial (empresa) para assuntos pessoais.
- Anotar recados ou ligações para os professores e funcionários, pois eles não podem atender ou fazer ligações particulares na recepção.
- O funcionário deve ser educado e ter paciência para passar informações claras e tudo o que o cliente necessita saber, além de sempre convidar o cliente para conhecer a Academia.
- O telefone deve ser atendido sempre no segundo toque.
- Ao atender a ligação não diga "alô".
- O cliente deve saber para onde ligou, com quem está falando, e o cumprimento do dia (gentileza): bom-dia, boa-tarde ou boa-noite (Ex.: Academia, Patrícia, bom-dia!).
- Deve ser observada:
  – A entonação da voz (transmitir simpatia).
  – Velocidade da frase (não falar muito rápido, nem muito devagar).
- O atendimento por telefone é tão importante quanto o pessoal, porém, deve-se dar prioridade para o cliente que está à sua frente. Peça um minuto para o cliente que está diante de você e anote o nome, telefone e a informação que o cliente do telefone deseja, que você retornará a ligação logo em seguida.
- Encaminhamento de ligações externas: todas as ligações atendidas pela recepção seguem o seguinte fluxo de atendimento:
  – Ligações para os coordenadores, gerente ou diretor são transferidas para a sala de coordenação/gerência.
  – Ligações para os professores, estagiários, funcionários e terceiros: anotam-se os recados. Sendo assim, cabe a esses funcionários verificar a

existência de recados. Não é permitido que saiam da recepção para avisar qualquer professor ou funcionário.
- Não congestionar os ramais falando com várias pessoas ao mesmo tempo.
- Ser objetivo e falar somente o necessário.
- Se for uma ligação externa, e a pessoa chamada não se encontrar, diga: "a pessoa com quem você deseja falar não se encontra aqui no momento, deverá voltar mais tarde. Deseja que ela retorne depois?" "Deseja deixar recado?" "Gostaria de falar com outra pessoa?".
- Não confie na sua memória no desenrolar do assunto, faça anotações. Repita-as se necessário para evitar dúvidas e novas ligações sobre o mesmo assunto.
- Evite deixar a pessoa que ligou muito tempo na espera. Se sua resposta depende de consultas demoradas, estime o prazo para obter a resposta e pergunte à pessoa se ela quer ligar mais tarde ou ofereça-se para que retorne a ligação quando conseguir a informação.
- Dê sempre uma explicação ao cliente, caso precise fazê-lo esperar: "Desculpe", "Um momento, por favor" e voltando ao telefone, "Perdão" ou "Desculpe pela interrupção".
- Seja cortês ao telefone. Lembre-se que tudo aquilo que você disser, influenciará na opinião que outros terão sobre você.
- Não interromper a pessoa que está na ligação, pois poderá demonstrar certa indelicadeza, deixe que ela termine a frase.
- Refira-se à pessoa pelo nome.
- Forneça todas as informações disponíveis sobre os nossos serviços: horário de funcionamento, estrutura física, equipe de professores.
- Sempre usar as expressões: "por favor", "disponha", "obrigada", "desculpe".
- Use sempre os títulos de cada pessoa. Não esqueça "senhor" ou "senhora".
- Jamais usar as expressões do tipo: "bem", "xuxu", "quem é".
- Usar o dedo para teclar, não usar lápis, caneta ou qualquer outro objeto que possa danificar o aparelho ou deixá-lo sujo.
- Ligações internas: ao atender uma chamada identifique-se dizendo o seu setor e nome. Exemplo:
    – *Recepção* – Recepção "nome" (ligações internas).
    – *Coordenador* – Coordenação "nome".

PADRÃO DE ANOTAÇÕES DE RECADOS E VISITAS

A anotação de recados também é essencial para podermos realizar nosso trabalho de forma organizada. Perguntar:

- Com quem deseja falar.
- Assunto.
- Anotar o recado.

Toda e qualquer pessoa que chegar à recepção querendo falar com um funcionário deve ser sempre anunciada antes de ser encaminhada a ele. Peça que aguarde e diga que você irá verificar se ele poderá atendê-lo.

PERGUNTAS E RESPOSTAS

Neste tópico estão descritas as perguntas e respostas mais frequentes utilizadas no atendimento da recepção.

1. *Eu nunca fiz atividade física, mas agora quero iniciar. Por onde eu começo?*
   RESPOSTA: O primeiro passo é fazer a avaliação física e o exame médico. Após o conhecimento de sua atual condição física você será direcionado para a atividade mais adequada, combinada com seu gosto particular.
2. *O que eu devo fazer se estou quatro meses parado, só trabalhando?*
   RESPOSTA: Se seu objetivo é melhorar a condição física você deve iniciar com um programa de readaptação, para posteriormente voltar a praticar sua atividade preferida.
3. *Na outra academia em que eu treinava, eu estava no nível mais forte que tinha, e agora?*
   RESPOSTA: Se o cliente já estiver fazendo aula, deve-se encaminhá-lo para algum professor da área técnica, que possa orientá-lo quanto ao tipo de atividade física em relação ao nível de condicionamento.

4. *Nunca parei de fazer exercício e quero a aula mais forte que vocês têm aqui.*
   RESPOSTA: As aulas mais fortes que nós temos aqui na Academia são: *bike* e *jump* com objetivo aeróbio, super local com objetivo muscular e *cross training* de caráter misto.
5. *Sou atleta (qualquer modalidade) e gostaria de saber o que eu posso fazer para melhorar minha performance.*
   RESPOSTA: Nós temos uma grande infraestrutura para toda e qualquer preparação física de um atleta. Dependendo da modalidade e do objetivo, o trabalho sempre será específico (neste caso o cliente/atleta deverá ser indicado para o coordenador da Academia).
6. *Vim aqui só para fazer aula com o professor X.*
   RESPOSTA: Sempre alguns professores são mais bem-falados que outros, mas não é por essa razão que os não famosos não são excelentes. Todos os professores selecionados para trabalhar na Academia são periodicamente treinados e possuem alto nível técnico.
7. *É importante fazer avaliação física? Por quê? Após seis meses vou ter essa despesa a mais?*
   RESPOSTA: A avaliação física irá determinar qual é a sua real condição, dando as ferramentas necessárias ao seu orientador (professor), proporcionando a segurança necessária para que se tenha melhores resultados. Será montando um treinamento especializado em cima dos seus objetivos e suas necessidades. A avaliação após seis meses é importante para que se tenha parâmetros da evolução.
8. *Quero fazer algum exercício para perder a barriga. Nas aulas há bastante abdominais?*
   RESPOSTA: Somente os exercícios abdominais não irão resolver seu problema. Eles servem para fortalecer a musculatura abdominal e em consequência a postura. É recomendável fazer uma dieta combinada com exercício aeróbico, a qual irá auxiliar muito na diminuição da gordura corporal (sugerir nutricionista).
9. *Eu quero ganhar mais massa muscular, sempre fui muito magro. O que devo fazer?*
   RESPOSTA: Após você saber as atuais condições do seu corpo, em relação à quantidade de gordura e massa muscular, os professores da mus-

culação estarão prontos a recebê-lo para a indicação do exercício mais apropriado.
10. *Quero engrossar as pernas, pedalar ajuda?*
    RESPOSTA: Pedalar em nossos padrões de exercício é considerado uma atividade aeróbica e para aumentar o tamanho de massa muscular, a bicicleta ergométrica não é a mais indicada. Se você quer aumentar o tamanho das pernas, nosso programa de musculação é perfeito para isso. A bicicleta melhorará seu tônus, mas não a massa muscular.
11. *Gostaria de um professor que tivesse todo o tempo com atenção para mim. Sou iniciante e não me sinto à vontade para fazer aula em grupo.*
    RESPOSTA: A atividade ideal para você é a musculação. Na musculação seu treinamento será acompanhado de perto e à medida que você vai evoluindo, o tipo de trabalho será sempre alternado, fugindo sempre da monotonia. Além do acompanhamento quase particular, nossas máquinas são de última geração, proporcionando a maior segurança e eficácia.
12. *O que tem de especial para meu filho? (Idade, sexo)*
    RESPOSTA: Existem modalidades direcionadas ao público infantil (dois a treze anos), como natação, balé clássico e judô. A musculação e as aulas em grupo são indicadas a partir dos quatorze anos.
13. *Quero fazer exercício e emagrecer, o que me indicaria?*
    RESPOSTA: O mais indicado para esse resultado é combinar um bom controle alimentar com o exercício. Além de inúmeras atividades físicas, nós temos um Programa de Orientação Nutricional, que atende com hora marcada.
14. *Fazer musculação não deixa o adolescente crescer?*
    RESPOSTA: O trabalho na musculação da Academia está também voltado para correção postural e condicionamento físico de adolescentes. Esse pensamento é só um mito que não tem nenhum fundamento científico. A musculação bem orientada só traz benefícios e é indicada para pessoas a partir dos quatorze anos.
15. *Estou grávida e gostaria de saber qual a melhor atividade física para mim.*
    RESPOSTA: Se você estiver autorizada pelo médico, não haverá problema. As atividades com menor impacto são as mais recomendadas,

principalmente a hidroginástica. Além disso, você também pode fazer outra atividade liberada pelo obstetra.
16. *Todos os fins de semana eu jogo bola (futebol, voleibol, basquetebol etc.), mas ultimamente estou me sentindo cansado. O que devo fazer para complementar meu treino?*
    RESPOSTA: O ideal para essa situação é fazer uma atividade física paralela. Realizar mais um/dois dias de atividade. Com certeza isso o ajudará a melhorar seu condicionamento físico e sua performance no seu esporte preferido. *Bike*, esteira, *jump*, *step* e musculação são bastante recomendados.
17. *Quanto tempo leva para ficar em forma?*
    RESPOSTA: A resposta só depende de você. Seu empenho e sua dedicação serão mais que necessários para sua melhor condição. O importante não é em quanto tempo você vai ficar em forma, mas, sim, por quanto tempo você vai permanecer em forma.
18. *O que emagrece mais, exercícios aeróbicos ou localizados?*
    RESPOSTA: As atividades aeróbicas, que têm por característica principal envolver vários grupos musculares, são as mais indicadas para queimar a gordura. Exemplos: natação, bicicleta, corrida, ginástica aeróbica. A musculação aumenta a massa magra e acelera a queima calórica. A dieta balanceada também ajuda bastante.
19. *A partir de que idade posso fazer musculação?*
    RESPOSTA: A musculação é recomendada a partir dos quatorze anos, tanto para homens como para mulheres.
20. *Estou bem de saúde, será que eu preciso fazer avaliação física/médica?*
    RESPOSTA: Estar bem de saúde muitas vezes pode ser muito superficial. Além de detectar algum problema no seu organismo, as avaliações física e médica nos dão a real condição física, para seu melhor treinamento com total segurança. Portanto, faça-as.
21. *Fazer ginástica diminui a tensão do dia a dia?*
    RESPOSTA: Toda atividade física, principalmente os exercícios aeróbicos, diminuem a tensão e combatem o estresse.
22. *Se eu fizer ginástica todos os dias da semana eu fico em forma mais rápido ou será que três vezes por semana está bom?*

RESPOSTA: No início é importante que você descanse um dia depois do treinamento. Recomenda-se, inicialmente, três sessões por semana e, posteriormente, há um aumento gradativo, de acordo com a orientação dos professores.
23. *Tenho medo de fazer musculação. Dizem que as mulheres perdem a feminilidade.*
RESPOSTA: Da forma com que nós trabalhamos, a mulher só pode ficar mais bonita. Em condições normais, ou seja, sem drogas (esteroides anabólicos androgênicos), é impossível a mulher ficar masculinizada, pois por natureza, ela possui pouco hormônio masculino. A musculação combinada com o exercício aeróbico é muito indicada também na prevenção contra a osteoporose.
24. *Por que fazer a reavaliação física se já estou treinando há alguns meses?*
RESPOSTA: A reavaliação deverá ser feita para que os professores possam ter uma resposta do programa anterior e alterá-lo ou não em intensidade, duração e tipo de exercício.
25. *Eu sei que estou mal-condicionado, para que fazer a avaliação física?*
RESPOSTA: O mais importante é saber em que nível de condicionamento você está. O pior nível de condicionamento tem suas subdivisões.
26. *Recentemente eu fiz um check up médico, então não preciso fazer a avaliação física?*
RESPOSTA: São duas coisas distintas. A avaliação física tem como objetivo orientar o cliente para melhorar sua condição física, ela é preventiva, dá opções diretas de escolha e direciona para uma atividade física.
27. *Eu preciso fazer avaliação e, depois, também a reavaliação?*
RESPOSTA: A reavaliação é tão importante quanto a avaliação, é ela que nos dá toda a resposta do treinamento que foi proposto anteriormente.
28. *Posso deixar meu filho menor de três anos sozinho no kids room?*
RESPOSTA: Não. Crianças de zero a dois anos de idade deverão estar acompanhadas de um adulto.

29. *Meu filho pode trazer algum brinquedo para o kids room?*
    RESPOSTA: Recomenda-se que não, mas caso a criança traga, a Academia e o monitor não se responsabilizam por danos causados.
30. *Meu filho pode sair do kids room sozinho?*
    RESPOSTA: Não. Só deixaremos a criança sair mediante a presença do responsável que a trouxe e mediante a assinatura do controle de entrada e saída realizado na porta.
31. *Se meu filho chorar durante o meu período de treino, qual será o procedimento adotado?*
    RESPOSTA: O monitor tentará confortá-lo. Não havendo resposta positiva e se a criança continuar chorando, o nome do responsável será anunciado ao microfone e o mesmo deverá comparecer ao *kids room* para acalentá-lo.
32. *Se meu filho precisar ir ao banheiro ou beber água, como será o procedimento?*
    RESPOSTA: Orientamos que, antes de deixar a criança no *kids room*, os responsáveis levem-nas ao banheiro e perguntem se querem beber algo. Mas caso aconteça, se o monitor estiver sem criança naquele momento, ele mesmo poderá levá-las ao banheiro ou bebedouro. Caso contrário, o responsável será chamado para fazê-lo.

ACHADOS E PERDIDOS

Os pertences esquecidos na Academia são recolhidos duas vezes ao dia e ficam de posse da encarregada da limpeza. Os objetos de valor, como joias e celulares, ficam de posse da gerência.

O recepcionista deve preencher a planilha de solicitação para que a encarregada verifique no dia seguinte. Casos urgentes devem ser encaminhados à supervisão ou gerência (Figura 35).

TAREFAS OPERACIONAIS

Consultores de vendas

As tarefas serão divididas de duas maneiras diferentes: por grupo de tarefa ou por tempo. As divisões serão para ilustrar e facilitar a compreensão das responsabilidades, procedimentos e rotinas da função.

Rotinas diárias

Aparência
- Certificar que seu uniforme está em ordem.
- Conferir sua aparência – homem: barba feita e cabelo arrumado; mulher: cabelo arrumado, maquiagem leve, unhas feitas.

Informações
- Verificar o mural da sala de vendas, todas as informações, metas, promoções, comunicados etc.

Pasta suporte
- Pegar sua pasta suporte e sentar-se novamente na sua estação (Figura 36).

Telemarketing
- Agenda de Tarefas Diárias do Consultor:
  - Pegar sua Agenda de Tarefas Diárias do Consultor (Figura 36.1).
- Prioridade de ligação:
  - Seguir a ordem de prioridade de ligações.
- Roteiro:
  1. Ligação de confirmação
     Este tipo de ligação deverá ser feito diariamente com todos os clientes que estão agendados para visitar a Academia naquele dia.

Seu objetivo é fazer que os clientes compareçam ao agendamento marcado.

PROCEDIMENTO: verificar todas as visitas agendadas para o dia (Agenda de Visitas Diárias no mural da sala de vendas) e ligar para todos confirmando suas presenças. Utilizar o *script* (Figura 36.2).

2. Ligações de reagendamento

    Este tipo de ligação deverá ser feito para todos os clientes que tinham agendado uma visita (no dia anterior ou no mesmo dia) e não compareceram. Seu objetivo é reagendar uma nova visita garantindo o seu comparecimento.

    PROCEDIMENTO: verificar todas as visitas agendadas para o dia anterior que não compareceram e ligar reagendando uma nova visita. Utilizar o *script* (Figura 36.3).

3. Ligações 24 horas

    Este tipo de ligação deverá ser feito com todos os clientes que visitarem a Academia e que não se matricularam por algum motivo. Primeiro informe-se sobre alguma possível dúvida a respeito da Academia; mas lembre-se que seu principal objetivo é agendar uma nova visita e garantir o comparecimento do cliente. Assim você poderá eliminar todas as possíveis objeções pessoalmente, até que ele faça sua matrícula.

    Essa ligação chama-se 24 horas porque você tem que ligar sempre no dia seguinte da visita, pois a pessoa ainda estará envolvida emocionalmente. Quanto mais dias demorar a ligar, menos ela estará envolvida emocionalmente.

    PROCEDIMENTO: pegar a pasta suspensa Ficha de Visitantes Atendidos em sua Pasta de Suporte. Pegar as Fichas de Visitantes e ligar agendando uma nova visita para todos os clientes que vieram à Academia e não fecharam suas matrículas. Utilizar o *script* (Figura 36.4).

4. Ligações de renovação

    Esta ligação deve ser realizada para os alunos da Academia que terão seus planos a vencer dentro do mês vigente. Seu objetivo é agendar uma visita, garantindo o seu comparecimento para que vocês possam conversar pessoalmente sobre os detalhes de sua renovação.

PROCEDIMENTO: pegar a pasta suspensa Renovações em sua Pasta de Suporte. Retirar a lista de planos a vencer do mês e ligar para todos os clientes agendando uma visita para conversar sobre a renovação. Utilizar o *script* (Figura 36.5).

5. Ligações de rematrícula

    Este tipo de ligação deve ser feito a todos os clientes que já foram alunos da Academia e não renovaram os seus planos nos últimos sessenta dias. Seu objetivo é agendar uma visita, garantindo o seu comparecimento para conversar a respeito de seu retorno.

    PROCEDIMENTO: pegar a pasta suspensa Rematrículas na Pasta de Suporte, retirar sua lista de ex-alunos e ligar agendando uma visita na Academia para conversar sobre o seu retorno. Utilizar o *script* (Figura 36.6).

6. Ligações de referência

    São ligações que você fará a todas as pessoas que foram indicadas, ou seja, referências dadas por nossos alunos ou clientes. Fale sempre em nome de quem deu a referência. Seu objetivo é fazer este cliente agendar uma visita, garantindo o seu comparecimento para conhecer a Academia e todas as opções de programas de treinamento que possuímos e que podem ir ao encontro das necessidades dele.

    PROCEDIMENTO: pegar a pasta suspensa Referências na sua Pasta de Suporte. Pegar os cartões de referência e ligar agendando uma visita para conversar sobre a possibilidade desse cliente se matricular.

7. Ligações de ações de marketing

    PROCEDIMENTO: pegar a pasta Ações de Marketing na sua Pasta de Suporte. Pegar a lista de clientes e ligar agendando uma visita à Academia para explicar mais detalhadamente sobre as promoções.

8. Ligações de pós-vendas

PROCEDIMENTO: pegar a pasta suspensa Pós-vendas na sua Pasta de Suporte. Ligar para pelo menos três clientes de sua carteira para saber se tudo está correndo bem na Academia.

9. Ligações receptivas
    São todas as ligações que você recebe de clientes interessados em conhecer ou saber as informações a respeito da Academia. Seu objetivo é fazer este cliente agendar uma visita, garantindo o seu comparecimento para conhecer as instalações e todas as opções de programas de treinamento que possuímos e que podem ir de encontro às necessidades dele. Anote todas as informações na planilha de ligações receptivas (Figura 36.7).

Observações

- Ao tentar fazer uma ligação aguarde até a quinta chamada, caso ninguém atenda, passe para outro cliente.
- Depois de terminar todos os tipos de ligações, você deve reiniciar a ordem de prioridades, ligando para os clientes com os quais não conseguiu falar na primeira tentativa e assim sucessivamente.

Atender clientes (espontâneos e agendados)

a) Processo de vendas e resultado (PVR)
   – Utilizar o PVR (todo o processo de atendimento padrão, incluindo os passos para vendas).
b) Pasta de atendimento
   – Levar sua Pasta de Atendimento (Figura 37).
c) Avaliação de atendimento
   – Caso não faça a matrícula do cliente, ao retornar à sala de vendas, faça a avaliação desse seu último atendimento preenchendo o formulário Avaliação de Atendimento.

> Obs.: No primeiro mês, a avaliação de atendimento de todos os clientes que não fecharem matrícula deve ser feita. A partir do segundo mês, deve ser feita duas vezes/semana ou quando o gerente de vendas solicitar.

d) Fichas de visitantes atendidos
   – Grampear a avaliação de atendimento que você fez na Ficha de Visitante do cliente atendido e guardar na pasta suspensa de Fichas de Visitantes Atendidos, e colocar junto ao caderno de fechamento.

Telemarketing
- Voltar ao seu telemarketing depois de atender os clientes espontâneos ou agendados.

Fechamento diário
- Quinze minutos antes de finalizar o seu período de trabalho, realizar o seu Fechamento Diário na Agenda de Tarefas Diárias do consultor de vendas, e também colocar dentro do respectivo dia todas as Fichas de Visitantes (primeira visita, retorno e renovações).

Agenda de visita do dia
- Conferir em sua agenda se você marcou todos os clientes que confirmaram suas visitas, que compareceram e que efetuaram sua matrícula.

Organização
- Organizar todas as suas coisas, guardar as pastas suspensas utilizadas, bem como a Agenda de Tarefas Diárias do consultor de vendas e sua Pasta de Atendimento, canetas, calculadora, enfim, todos os seus pertences dentro da sua Pasta de Suporte e guardá-la.

Fim do dia
- Terminar seu dia com a certeza de que alcançou todas as suas metas diárias.

Rotinas semanais

Simulação de atendimento
- Fazer uma simulação de atendimento com um companheiro ou com o seu supervisor de vendas.

Avaliação de Atendimento

- Após o primeiro mês, realizar duas vezes por semana a Avaliação de Atendimento.

Coaching com o supervisor de vendas

- Realizar um *coaching* de um atendimento seu com o supervisor de vendas.

Reunião semanal

- Participar da reunião semanal de vendas com o supervisor de vendas e sua equipe.

Pente fino

- Realizar todos os dias um pente fino dos seus clientes que não compareceram aos agendamentos e também com os quais não conseguiu contato.

Rotinas mensais

Treinamento de vendas

- Participar dos treinamentos de vendas (um módulo por mês).

Reciclagem de vendas

- Participar da reciclagem de vendas (aos sábados) quando for solicitado.

Reuniões de fechamento mensal

- Participar da reunião de fechamento mensal de vendas.

Recepcionistas

- As tarefas das recepcionistas são diárias.

Cartão de ponto
- Bater seu cartão de ponto assim que estiver devidamente uniformizado.

Check list de abertura
Informações
- Ler o caderno de comunicação entre supervisor, consultores e recepcionistas.

Materiais
- Verificar materiais que são utilizados diariamente, como papel, caneta, bloco de licenças, regulamentos, impressos etc.

Catraca
- Checar funcionamento da catraca (controle de acessos).

Controle de acessos
- Organizar o controle de acessos do dia anterior.

Comunicação interna (formulários, e-mail, etc.)
- Enviar CI ao gerente das ocorrências do dia anterior.

Controle de atendimento
- Abrir controle de atendimentos (consultor da vez).

Controle de ligações
- Controle de ligações receptivas.

Atendimento aos alunos interessados
- Atender os alunos, quando estes forem alunos interessados em comprar um plano da Academia, pedir para eles preencherem a ficha de interessados e chamar o consultor da vez.

Atendimento aos alunos
- Atender e resolver qualquer problema de alunos.

Agendamento
- Marcar avaliação física, pré-orientação e orientação.

E-mails importantes
- Imprimir e-mails importantes e deixar em uma pasta onde todos da recepção tenham acesso para ler e assinar, confirmando que foram lidos.

Achados e perdidos
- Achados e perdidos (planilha de solicitação).

Procedimentos
- Efetuar os procedimentos da licença ou do bloqueio da matrícula quando solicitado pelos alunos.

Agendamento de aulas
- Marcar os nomes dos alunos nas listas das aulas de *bike* ou especiais. Sempre com uma hora de antecedência do início da aula.

Organização
- Organizar as pastas.

Anúncio pelo microfone
- Anunciar no microfone (mediante *script* determinado com gerente/coordenador).

Comunicados internos
- Colocar os comunicados internos e horários de aulas.

Receber correspondência
- Receber a correspondência.

Check list de fechamento

Fechar a Academia

- Fechar a Academia no horário determinado pela direção.

Cartão de ponto

- Bater o cartão de ponto assim que terminar todas as suas tarefas na recepção.

OBSERVAÇÕES FINAIS

- Ser sempre o anfitrião da Academia.
- Cumprimentar sempre o cliente antes dele.
- Conhecer e tratar os clientes pelo nome.
- O atendimento ao cliente deve ocorrer antes, durante e após a venda.
- Antecipar-se e receber sempre o cliente, disposto a ajudá-lo em suas dúvidas e problemas.
- Solucionar problemas fáceis. Direcioná-lo a outros departamentos quando você mesmo não conseguir solucionar algo.
- Ouvir o cliente, em qualquer circunstância.
- Registrar as sugestões e reclamações dos clientes no caderno da recepção.
- Cuidar da preservação dos materiais e equipamentos.
- Manter a recepção sempre organizada, com os materiais em seus devidos lugares.
- Contribuir para a limpeza e a manutenção dos equipamentos. Quando algo não puder ser solucionado na mesma hora por você, chame alguém da limpeza ou manutenção. Se ainda assim o problema não for resolvido, repasse ao gerente para que ele providencie a solução o quanto antes.
- Comprometer-se com a captação e retenção de clientes.
- Participar ativamente das reuniões, treinamentos e eventos da unidade/empresa.

- Não tratar os clientes por apelidos ou diminutivos.
- Ter atenção ao tipo de abordagem que faz aos clientes, principalmente nos cumprimentos e correções: usar toque leve, sutil e respeitoso.
- Não ser indiscreto fazendo perguntas pessoais aos clientes.
- Não permitir pertences dos clientes na recepção. Indicar sempre o guarda-volumes nos vestiários.

PARTE 6

Manual de lideranças

GERENTE

Função

Responsável por toda a Academia, prezando pelo ótimo funcionamento, atendimento ao cliente e seus colaboradores.

Tarefas
Planejamento estratégico
- Acompanhamento do atendimento ao cliente.
- Acompanhamento indireto da equipe técnica e auxílio aos coordenadores por meio de informações.
- Atuação, com o supervisor de vendas, diretamente nas ações de prospecção de clientes novos, visitando empresas e estabelecimentos da região, em busca de clientes corporativos.
- Auxílio nas negociações estratégicas.
- Avaliação de processos (recepção de clientes, integração entre as áreas).
- Avaliação da frequência dos clientes.
- Busca de patrocinadores, anunciantes, parceiros e permutas.

- Captação de informações de mercado, clientes, consumidores e abastecimento do marketing, relatando os itens levantados.
- Controle do departamento de *personal training*.
- Coordenação de reuniões.
- Criação de pacotes, palestras, programas de benefícios, etc. com as demais áreas.
- Elaboração do cronograma de limpeza com as lideranças.
- Elaboração de cronograma de eventos com as lideranças.
- Elaboração de material de divulgação das atividades programadas.
- Elaboração de projetos levando em consideração as inovações observadas.
- Elaboração, com as demais lideranças, de pesquisas para conhecer o perfil dos clientes a fim de listar os tipos de eventos.
- Estímulo para a equipe conhecer o mercado e trazer contribuições significativas.
- Cotação para compra de materiais (uniformes, material de limpeza, escritório, gráfica etc.) e contratação de empresas de prestação de serviços (TI, *software*, câmeras de segurança, entre outros).
- Mensuração da qualidade do atendimento nos setores, por meio de pesquisa periódica de satisfação.
- Preparação de pesquisas de opinião para os dias de evento.
- Responsabilidade sobre a manutenção predial e suporte no contato com fornecedores específicos dos equipamentos e acessórios da área técnica.
- Seleção e contato com parceiros para realização dos eventos.
- Suporte geral em eventos.

Planejamento operacional
Tarefas diárias
- Abrir correspondências.
- Checar os *e-mails* e responder.
- Cobrar das demais lideranças (coordenadores e supervisor de vendas) ações não realizadas.
- Conversar com a liderança de cada equipe, dar *feedback*.
- Conversar com clientes, sempre buscando a socialização.

- Fazer um *check list* na Academia para verificar o funcionamento, limpeza, segurança, uniformização, quantidade de colaboradores, equipamentos etc.
- Realizar reunião com coordenadores e supervisor de vendas, mantendo a comunicação em dia.
- Verificar o funcionamento do SAC, responder e encaminhar as sugestões e críticas para os responsáveis, entrar em contato com os clientes.
- Verificar vendas de clientes novos e renovação.

Tarefas semanais
- Controle de estoque e compras de materiais da Academia (limpeza, escritório etc.).
- Elaboração de planilhas de acompanhamento para a análise de resultados (renovações, clientes novos e cancelamentos).
- Reunião com as lideranças.
- Reunião com os gestores (de acordo com as necessidades).

Tarefas mensais
- Controle de CREF (Controle de Registro no Conselho Regional de Educação Física) da equipe técnica e *personal trainers*.
- Elaboração do relatório para apresentação de resultados da Academia.
- Estudo da concorrência.
- Acompanhamento comparativo das vendas (acumulado, renovações, conversões e antecipações) com meses e anos anteriores.
- Acompanhamento da frequência de alunos (musculação, aulas em grupo, aquática e programação infantil).
- Reunião com toda a equipe da Academia.
- Reunião de marketing local.

COORDENADOR TÉCNICO

Função

Os coordenadores da Academia são responsáveis por:

- Toda a área técnica, prezando pelo bom funcionamento dos equipamentos, pela qualidade das aulas, integração de áreas e colaboradores, e pela otimização na solução dos problemas que acontecem na Academia, principalmente de ordem técnica.
- Liderar a equipe técnica com entusiasmo, motivando e dando exemplo positivo no atendimento ao cliente, no comprometimento com o trabalho e na proatividade das atitudes.
- Criar condições para as pessoas exercerem todo o seu potencial, propiciando-lhes a autoconfiança e estimulando-as a perseguirem um ideal.

Tarefas
Planejamento estratégico
- Ajudar a reverter os cancelamentos quando necessário.
- Analisar qualitativa e quantitativamente a concorrência.
- Apresentar novos produtos e lançamentos.
- Aumentar os postos de escuta.
- Avaliar o desempenho dos profissionais por meio de monitoramentos de aulas (produtividade), cumprimento de procedimentos internos e comprometimento com a empresa.
- Comunicar a todos o início de novos professores/estagiários.
- Conhecer as ocorrências.
- Controlar quantitativa e qualitativamente os equipamentos e acessórios das salas de aulas por meio de um inventário, sempre documentando a saída de material para consertos ou outras ocorrências.
- Controlar renovações: números percentuais e motivos de não renovação para tomada de decisão.
- Cuidar da manutenção de todos os equipamentos das salas (incluindo sonorização, iluminação e ar-condicionado).
- Definir e coordenar as funções dos estagiários e professores.
- Dispensar um professor/estagiário que não atinge as necessidades da empresa e comunicar os procedimentos, sempre documentando as ocorrências.
- Efetuar periodicamente pesquisas de opinião com os clientes.
- Elaborar eventos de prospecção e retenção.

- Empenhar-se na aderência à atividade física de novos clientes.
- Envolver a equipe técnica em todas as promoções do mês, vendas e renovações.
- Estabelecer critérios para plano de carreira.
- Estabelecer escalas baseadas em férias e feriados com igualdade entre professores.
- Estabelecer metas para aumento de produtividade individual e por aula.
- Explicar a novos professores e estagiários os procedimentos internos descritos no manual técnico de atendimento.
- Fazer seleção e contratação de professores e estagiários.
- Incentivar e manter a equipe atualizada, ministrando e/ou proporcionando cursos para os professores e estagiários (calendário de treinamento para área técnica).
- Manter/aumentar o intercâmbio entre musculação, aulas em grupo, avaliação física, recepção, vendas e equipe operacional.
- Organizar férias baseadas em sazonalidade e fluxo de caixa, ou seja, em períodos de menor frequência de clientes e possibilidade de pagamento, com a preocupação de não vencer o período de aquisição e de não desfalcar a equipe.
- Participar do marketing local.
- Participar e realizar reuniões com gerente, supervisor de vendas, gestores, coordenadores e equipe técnica.
- Ser o elo de comunicação entre empresa e professores/estagiários.

Planejamento operacional
Tarefas diárias
- Atender clientes novos agendados (seguindo roteiro e prontuário de pré-orientação) (Figura 38).
- Atualizar o quadro de horários (Figuras 2 e 3) e o descritivo de aulas oferecidas (Figura 1), sempre que houver mudanças, comunicando todos os setores envolvidos direta ou indiretamente.
- Cobrar dos professores e estagiários o cumprimento do regulamento interno.

- Cobrar uso do uniforme e asseio dos professores e estagiários.
- Controlar modelo de *personal*.
- Enviar *e-mail* de boas-vindas aos clientes novos.
- Enviar relatório de ocorrências para a gerência.
- Estar sempre atento às trocas de horários e não permitir que nenhum professor ou estagiário faça qualquer alteração sem o conhecimento do coordenador.
- Executar uma rotina de observação técnica e de atendimento.
- Liderar e motivar a todo instante a equipe com exemplos e atitudes positivas.
- Informar aos professores sobre os agendamentos (orientações) do dia.
- Mostrar-se disponível para solucionar com professores e estagiários eventuais problemas.
- Ouvir e conversar com os clientes na sala de musculação, entrada e saída de aulas e áreas comuns.
- Realizar pronto atendimento aos clientes quando necessário e/ou solicitado (pessoalmente, telefone ou *e-mail*).
- Responder críticas e sugestões (SAC).
- Verificar a agenda de pré-orientação.

Tarefas semanais
- Atualizar as aulas no *site*.
- Atualizar carteira de clientes dos professores.
- Atualizar quadros de horários de aulas (murais).
- Atualizar o planejamento de aulas em geral.
- Confirmar escala do final de semana (na segunda-feira que antecede) e criar/publicar divulgação.
- Cuidar do monitoramento de clientes na musculação (confecção de planilhas, impressão, coletas na sala e auditoria dos números).
- Cuidar dos murais da Academia, incluindo criação de *layout* dos cartazes.
- Encaminhar ao departamento financeiro a escala de trabalho dos professores.
- Encaminhar lista de clientes faltantes aos professores.

- Encaminhar o *feedback* dos clientes faltantes à supervisora de vendas.
- Enviar *e-mail* de eventos e atualizações de horários aos colaboradores e posteriormente aos clientes.
- Fazer reuniões individuais com os professores e estagiários.

Tarefas mensais
- Atualizar sempre os valores hora/aula e número de aulas dadas (comunicar o departamento pessoal e financeiro).
- Atualizar o dossiê dos professores e estagiários.
- Comunicar e confirmar com toda a equipe as escalas de fim de semana dos professores da ginástica.
- Controlar o funcionamento adequado das salas, incluindo equipamento de som, materiais de aula (número de halteres, caneleiras, *jumps* etc.) e acompanhar a manutenção da sala. Para isso convém elaborar uma planilha de controle de materiais por sala.
- Estudar e conferir periodicamente os horários oferecidos. Esse estudo deve ser realizado após a confecção mensal dos gráficos.
- Fechar folha de pagamento, valores de diferenças e reembolsos dos professores e estagiários no prazo estipulado.
- Lançar monitoramento das participações em aula (confecção de planilhas, impressão, coletas nas salas, auditoria dos números).
- Monitorar a frequência mensal de novos clientes e marcar nova orientação sempre que estiver inferior a oito vezes por mês (Figura 39).
- Planejar aulas e eventos especiais, cuidar da divulgação (colaboradores/clientes), fazer um *check list* das necessidades e documentar o evento (fotografar e/ou filmar).
- Planejar folgas dos professores e estagiários e suas substituições.
- Reunir-se com os professores e estagiários para mostrar os resultados atingidos no mês anterior e estimular a avaliação individual e do grupo para estabelecer novas metas e estratégias.
- Sempre que houver qualquer mudança de carga horária definida pelo coordenador, comunicar o professor ou o estagiário, e o departamento pessoal e financeiro com antecedência, para proceder com os trâmites trabalhistas.

- Supervisionar a atividade dos professores e estagiários nas aulas, em âmbito técnico, atitudinal e de atendimento. Utilizar a folha de avaliação técnica do professor.
- Verificar datas de vencimentos dos planos e estabelecer relacionamento para melhorar retenção (via *e-mail* e/ou telefone).

SUPERVISOR DE VENDAS

Função

As principais funções do supervisor de vendas são:

- Alcançar as metas mensais de faturamento da sua Academia.
- Garantir que todos os consultores da equipe realizem suas funções:
  – Que vendam utilizando a metodologia da empresa – Processo de Vendas de Resultado (PVR), alcançando suas metas e garantindo sempre o faturamento máximo.
  – Que prospectem o maior número possível de clientes (novos, ex-clientes e renovações), agendando suas visitas e garantindo que compareçam aos agendamentos (telemarketing).
  – Que retenham e fidelizem ao máximo suas carteiras de clientes, sempre com o objetivo de aumentá-las.
  – Que conheçam muito bem o produto que estão vendendo e todas as opções de serviços oferecidos.
  – Que se empenhem e se dediquem ao máximo para alcançar o mais alto nível dos seus planos de carreira.
  – Que sigam todas as rotinas, processos e procedimentos do cargo – Manual do Consultor de Vendas.
- Analisar e avaliar diariamente os números, o desempenho individual da sua equipe e da sua Academia em relação às metas estabelecidas.
- Desenvolver, motivar e dar suporte a toda equipe de vendas, garantindo que sempre melhorem seus resultados.

- Acompanhar, ajustar quando necessário e principalmente cobrar muito dos consultores o trabalho de telemarketing.
- Garantir sempre aos seus consultores toda a infraestrutura necessária para as vendas e seu bom funcionamento, para que tenham um ótimo desempenho.
- Seguir todas as rotinas, processos e procedimentos do cargo de supervisor de vendas.
- Dar suporte à recepção (atendimento e operacional).

Tarefas

As tarefas serão divididas de duas maneiras diferentes: por grupo de tarefa e por tempo. As divisões serão para ilustrar e facilitar a compreensão das responsabilidades, procedimentos e rotinas da função.

Grupo de tarefa
- Agenda de Visita Mensal.
- Agenda de Visita Diária.
- Pasta da Agenda Anual.
- Fechamento diário – conferência.
- Fechamento diário – *input* de informação.
- *Report* de vendas – completar.
- *Report* de vendas – envio.
- *Report* de vendas – análise.
- Metas diárias.
- Ficha de Visitantes – análise.
- Acompanhamento individual.
- Garantir que os consultores da equipe forneçam:
  - Roteiro Básico do Telemarketing.
  - *Scripts* de ligação.
  - Ordem de prioridade.
- Atualizar e cobrar constantemente a Agenda de Visitas Diárias. *Feedback* para os consultores.
- Acompanhar os consultores no atendimento.
- *Coaching* com um consultor.

- Suporte e avaliação dos atendimentos.
- Reunião semanal com equipe.
- Simulação de atendimento.
- Verificação e análise das Avaliações de Atendimento.
- Cobrar o "pente fino" dos clientes.
- Organização das pastas de suporte dos consultores.
- Treinamentos de vendas.
- Reciclagem de vendas.
- Desempenho mensal.
- Reunião de fechamento mensal de vendas.
- Reunião individual com gerência.

Tarefas por tempo
Rotinas diárias
- Agenda de Visita Mensal
  - Lançar os agendamentos das agendas de tarefas diárias do consultor de vendas, de toda a equipe, para a Agenda de Visita Mensal.
- Agenda de Visita Diária
  - Imprimir a Agenda de Visita Diária e colocá-la no mural da sala de vendas.
- Pasta da Agenda Anual
  - Tirar a Agenda de Visita Diária do dia anterior do mural da sala de vendas e colocá-la na Pasta da Agenda Anual.

> Obs.: Sempre trabalhar com cinco dias de Agenda de Visita Diária no mural da sala de vendas; ao colocar a agenda do dia deve-se retirar a mais antiga e colocá-la na pasta da Agenda Anual.

- Fechamento diário – Conferência
  - Conferir os fechamentos diários (Agenda de Tarefas Diárias do Consultor de Vendas) do dia anterior de todos os consultores.
- Fechamento diário – *Input* de Informação

- Lançar as informações dos fechamentos diários do dia anterior dos consultores no *Report* de Vendas.
- *Report* de Vendas – Completar
  - Completar o *Report* de Vendas com a quantidade de planos encerrados e renovados do dia anterior e com o número de clientes ativos.
- *Report* de Vendas – Envio
  - Enviar *Report* de Vendas à gerência.
- *Report* de Vendas – Análise
  - Analisar e avaliar todas as informações e indicadores, individuais e da equipe, do *Report* de Vendas (agendamentos, faturamento e taxas de conversão).
- Metas Diárias
  - Elaborar as metas diárias da equipe.
- Ficha de Visitantes (Boletim de visitação) – Análise
  - Analisar todas as fichas de visitantes dos atendimentos do dia anterior para verificar se está sendo feito o PVR.
- Acompanhamento individual
  - Realizar o acompanhamento individual com, pelo menos, dois consultores da sua lista de planos a vencer do mês; situação cliente a cliente.
- Garantir que os consultores da equipe:
  - Estão utilizando o Roteiro Básico do Telemarketing.
  - Estão utilizando os *scripts* referentes a cada tipo de ligação que estiverem fazendo.
  - Estão seguindo a ordem de prioridade das ligações.
- Atualizar e cobrar constantemente a Agenda de Visitas Diárias
  Quem fechou a agenda (marca-texto amarelo), quem reagendou (marca-texto azul), quem descartou (marca-texto laranja) e quem está sem situação definida (em branco). Cobrar definição do consultor.
- *Feedback* para os consultores
  Ficar na sala de vendas e, quando necessário, realizar ajustes nas ligações dos consultores, garantindo sempre o melhor desempenho.
- Acompanhar os consultores no atendimento

Perguntar sempre aos consultores, em todo atendimento realizado (espontâneo ou agendado), se o cliente fechou o plano e, se não, o porquê.
- *Coaching* com um consultor uma vez por semana
  – Fazer um *coaching* com um consultor por dia de um atendimento realizado.
- Suporte e avaliação dos atendimentos
  – Permanecer na recepção nos horários de grande movimento para dar suporte, se necessário, aos consultores, ou então, avaliando os atendimentos.

Rotinas semanais

- Reunião (caráter motivacional)
  – Fazer uma reunião (20 minutos) acerca do desempenho (faturamento e agendamentos) da equipe na semana anterior e as metas da semana atual.
- Simulação de atendimento (durante a reunião)
  – Fazer uma simulação de atendimento com um consultor (alternar) da equipe.
- Verificação e análise das avaliações de atendimento
  – Verificar e analisar as avaliações de atendimento que os consultores fizeram na semana.
- Cobrar o "pente fino" dos clientes
  – Cobrar e garantir que os consultores realizem todos os dias o "pente fino" dos clientes que não compareceram nos agendamentos ou com os quais não conseguiram falar.
- Organização das pastas de suporte dos consultores
  – Verificar a organização de todas as pastas de suporte dos consultores.

Rotinas mensais

- Treinamentos de vendas
  – Participar dos treinamentos de vendas (um módulo por mês).

- Reciclagem de vendas
  - Participar ou ministrar as reciclagens de vendas (aos sábados) quando for solicitado.
- Desempenho mensal
  - Analisar e avaliar o desempenho mensal, utilizando todos os indicadores, pontos positivos e pontos negativos que precisam de ajustes.
- Reunião de fechamento mensal de vendas
  - Participar da reunião de fechamento mensal de vendas.
- Reunião individual com a gerência
  - Reunião individual com a gerência para avaliação do mês.

FERRAMENTAS DE CONTROLE

Planilhas de salas

- Objetivo:
  - Controlar o número de clientes em cada aula (ginástica, ritmos e lutas) ou horário (musculação).
- Operação:
  - O coordenador deve disponibilizar as planilhas semanalmente, em local de fácil acesso, para o preenchimento dos professores. Deve ainda recolher as planilhas depois de preenchidas para analisar a produtividade por aula, por horário e por professor.
  - Os professores devem preencher as planilhas logo após suas aulas (ginástica, ritmos e lutas) ou de hora em hora (musculação).

Planilhas de aulas em grupo (Figura 42)
- Cabeçalho: nome da Academia, setor, data de início e fim da semana.
- Tabela: horário da aula, nome do professor, assinatura, nome do substituto, número de clientes, dias da semana.
- Rodapé: data de elaboração e nome do responsável.

Planilhas de musculação (Figura 44)

- Cabeçalho: nome da Academia, ano e mês.
- Tabela: data e dias da semana, horários de contagem (06:30, 07:00), número de clientes por horário.
- Rodapé: data de elaboração e nome do responsável.

Gráficos (Figuras 43 e 45 A e B)

- Objetivo:
  - Visualizar a média de clientes por professor.
  - Visualizar a média de clientes por horário.
  - Visualizar a média de clientes por aula.
  - Comparar média (semanal/mensal) atual com anterior.
  - Analisar o custo cliente/aula.
- Operação:
  - Os gráficos devem ser elaborados mensalmente.
  - Os dados para construção dos gráficos são adquiridos nas planilhas de sala por semana/mês.
  - Os dados serão lançados por semana, o total de clientes na aula ou horário será lançado na célula respectiva.
  - Os gráficos já estão elaborados, portanto a alimentação correta da planilha permitirá a construção automática dos gráficos.
- Estrutura da planilha das aulas em grupo:
  - Tabela: nome do professor, dias das aulas, horário, nome da aula, duração, quantidade de alunos (1ª, 2ª, 3ª, 4ª e 5ª semana), quantidade de horas no mês, quantidade de aulas no mês, média atual, média anterior, variação da média, custo aluno/aula, meta, variação da meta.
  - Estrutura dos gráficos: as médias adquiridas na planilha das modalidades deverão ser lançadas por professor na tabela para construção do gráfico.
  - Rodapé: nome da Academia, mês, ano e área (ginástica, ritmos e lutas).

- Estrutura da planilha de musculação:
  – A mesma planilha que foi impressa para a anotação do número de clientes na sala é a planilha que dará origem às médias por horário, por dia e à média geral.
  – Tabela: data e dias da semana, horários de contagem (06:30, 07:30), número de clientes, média diária, média do horário.
  – Estrutura dos gráficos: as médias adquiridas na planilha de sala deverão ser lançadas por horário na tabela para construção do gráfico.
  – Rodapé: nome da Academia, mês e ano, área (musculação/horário livre piscina).

Substituições programadas (férias ou licenças) (Figura 46)

- Objetivo:
  – O protocolo de substituições ajudará o coordenador a controlar o horário, o professor que será temporariamente substituído (férias ou licenças) e o professor substituto.
  – Esse documento é utilizado para as substituições programadas.
- Operação:
  – O protocolo de substituições deve ser completamente preenchido e armazenado, para que o coordenador utilize as informações para apurar a carga horária de cada professor, auxiliando na elaboração da folha de pagamento.
  – O protocolo inclui informações como: data, horário, aula, professor titular e substituto. Esse documento funciona para as substituições programadas.
  – Uma vez elaborado pelo coordenador, o professor substituto deve revisar e assinar devolvendo o documento ao coordenador. O substituto passa então a responder pelas aulas constantes no protocolo.

Dossiê do professor

Faltas e atrasos (Figura 47)
- Objetivo:

- Controlar as faltas e atrasos não programados da equipe de colaboradores.
- Operação:
  - Elaboração do relatório de faltas e atrasos: professor, data, motivo da falta, substituto, aula e horário. Sabendo-se o motivo da falta, o coordenador analisa se a aula será descontada ou não. Quando o professor traz o atestado médico ele não é descontado.
  - Procedimento: este relatório é de uso diário. Quando se tem conhecimento da falta de algum professor, imediatamente deve-se mudar o nome do professor no quadro de horários e enviar uma comunicação interna para a recepção.

Apontamentos (Figura 48)

- Objetivo:
  - Por meio da planilha de apontamentos de aula, o coordenador terá a previsão do número de horas/aula total no mês de cada professor.
- Operação:
  - Elaboração da planilha: nome da Academia, mês e ano, nome do professor, dias do mês (de 1 a 31), valor hora/aula, horário de entrada e saída (início e término das aulas), total de horas/aula por dia e no mês, registro de ocorrências e observações, assinatura do coordenador e do professor.
  - Periodicidade: as planilhas de apontamentos serão feitas próximo ao dia 24 de cada mês, devendo ser assinadas pelo coordenador e pelo professor, para serem encaminhadas ao departamento financeiro no dia 28.
  - Procedimentos: cada professor possui uma planilha para cada valor hora/aula. Por exemplo, um professor pode ministrar aulas de ginástica e de musculação. Para cada área ele possui um valor e um determinado horário. Inicia-se a construção dos apontamentos lançando os horários dia a dia do mês todo, não indicando nenhuma falta. Após isso, inicia-se o desconto ou acréscimo de aulas por professor, seguin-

do o que foi registrado no relatório de faltas e substituições. Como esse apontamento, normalmente, é elaborado próximo ao dia 20, existem algumas faltas ou substituições que ocorreram no mês anterior entre os dias 21 e 31 e não puderam ser lançadas naquele mês. Esses descontos ou acréscimos podem ser feitos nos primeiros dias do mês ou serem anotados no campo de registro de ocorrências para que o departamento financeiro possa efetivar o pagamento correto.

Avaliação técnica (Figuras 40 e 41)

- Objetivo:
  - A avaliação dos professores e das aulas tem como objetivo avaliar tecnicamente os procedimentos utilizados pelo professor e como estão sendo utilizadas as normas e padrões preestabelecidos sobre atendimento.
- Operação:
  - Estrutura da planilha: nome do professor, aula analisada, horário e assinatura do coordenador. Tópicos da parte técnica: duração da aula, divisão da aula, eficiência do exercício, intensidade adequada, sobrecarga adequada, execução física, músculos trabalhados, BPM, ritmo (musicalidade); tópicos da *performance*: postura, força/*shape*, motivação, voz de comando, antecipação dos exercícios, correção dos clientes, seleção/qualidade das músicas, carisma, atenção pré/pós-aula, uniforme, outros comentários.
  - Periodicidade: é interessante que uma vez por mês o coordenador técnico analise a aula de todos os professores. A melhor maneira de analisar uma aula é praticando. Se você apenas assiste sentado, além de você não poder analisá-la detalhadamente, o professor fica inibido.

Carga horária

- Objetivo:

– Previsão mensal do número de aulas, quantidades de horas e custo dos professores. Nessa planilha você tem um resumo da folha de pagamento do departamento técnico.
- Operação:
  – Estrutura da planilha (Figura 49)
    • Cabeçalho: nome da Academia, data da elaboração.
    • Tabela: nome do professor, dias e horários, nome das aulas, número de aulas (semana), total de aulas no mês, custo hora/aula, custo mensal do professor, custo total dos professores.

Currículo

- Objetivo:
  – Atualização das informações (pessoais, acadêmicas etc.) dos colaboradores.
- Operação:
  – Estrutura da planilha (Figura 50):
  – Cabeçalho: nome da Academia, data da elaboração.
  – Rodapé: departamento.

CONTAGEM DE ACESSÓRIOS

- Objetivo:
  – Controlar o número de acessórios por sala, analisar se o material está em condições adequadas de uso e comparar as quantidades de acessórios com o número de clientes que estão frequentando cada aula.
- Operação:
  – Periodicidade: verificar uma vez por mês e anexar as planilhas de contagem em uma pasta.

SERVIÇO DE ATENDIMENTO AO CLIENTE (SAC)

Formulário

Ver Figura 28.

Controle

Ver Figura 34.

COMUNICAÇÃO INTERNA

- Existem algumas informações que devem ser anotadas para que não haja falta de comunicação.
  - O coordenador, bem como todos os colaboradores da Academia devem cultivar o hábito de documentar suas solicitações, para que as informações não se percam ao longo do tempo ou pelo número de pessoas pelas quais passaram.
  Por exemplo:
    - Requerimento para cursos: deverá ser preenchido e entregue ao coordenador (anexar o informativo do curso), com trinta dias de antecedência, para que seja aprovado pela diretoria (Figura 7).
    - Requerimento para férias: deverá ser preenchido e entregue ao coordenador com trinta dias de antecedência, para que seja aprovado pela diretoria (Figura 8).

PARTE 7

Manual de limpeza

LIMPEZA

Limpeza, segundo o dicionário, tem como definição: qualidade do que é limpo, pureza, asseio, perfeição e bom acabamento.

A limpeza e a organização são aspectos que influenciam diretamente na sensação de bem-estar e conforto dos clientes internos e externos.

Nas academias elas têm uma grande importância, visto que estamos trabalhando com pessoas que praticam atividades físicas e que se expõem a todo o momento ao contato com aparelhos e materiais usados por outras mais. A proliferação de germes e bactérias pode e deve ser evitada com uma limpeza constante e de boa qualidade. Uma academia limpa e organizada causa uma excelente impressão aos seus alunos e futuros clientes. As pessoas se sentem bem em locais que "brilham"! Isto se torna essencial para o bom funcionamento de toda a Academia.

Os responsáveis devem acompanhar como a limpeza está sendo efetuada e analisar cuidadosamente cada parte da Academia. É importante elaborar um horário de limpeza para cada dia da semana, o que irá depender das aulas em cada sala. Esse cronograma deve ser minucioso, contendo o dia da semana, o horário, a sala, o que deve ser limpo e como. O cronograma deve ser acordado entre os coordenadores, gerente, empresa prestadora do serviço e encarregado da limpeza (Figura 51).

ENCARREGADO DA LIMPEZA

O encarregado da limpeza deve ser competente e dedicado. Sua função é de fundamental importância, pois toda a estruturação e organização dos demais funcionários, bem como a eficiência da limpeza e ordem na academia, dependem dele.

Atribuições do encarregado

- Encaminhar para o gerente o pedido de materiais (limpeza e descartáveis).
- Receber e conferir os pedidos.
- Controlar o estoque de materiais.
- Diluir os produtos concentrados.
- Verificar se os funcionários estão com uniformes e sapatos limpos.
- Controlar os horários dos funcionários: entrada, saída e intervalos (almoço, jantar).
- Caso falte algum funcionário, fazer o remanejamento necessário.
- Estar sempre andando pela academia e olhando como está a limpeza em geral.
- Ensinar ao funcionário o que ele deve fazer em seu serviço e acompanhá-lo para verificar se está correto.
- Prezar pela estruturação, organização e eficiência da limpeza.
- Fazer que a equipe siga corretamente o cronograma de limpeza.
- Ajudar na limpeza sempre que necessário.

PROCEDIMENTOS

No exemplo a seguir, os procedimentos estão divididos em três itens:

1. Itens gerais: descrição dos procedimentos e materiais utilizados para todos os itens da Academia.
2. Espaços: descrição dos itens a serem observados na limpeza de cada espaço da academia.
3. Rotinas: intervalos de limpeza dos espaços (diária, semanal, quinzenal ou mensal).

Itens gerais

- Anilhas: limpar as anilhas e o suporte semanalmente, com pano umedecido em produto de limpeza multiuso.
- Aparelhos de musculação: ver Figura 52.
- Ar-condicionado: com o aparelho desligado, limpar a parte externa e as grades com pano umedecido em produto de limpeza multiuso. A manutenção geral deve ser feita periodicamente, por uma empresa especializada.
- Área externa da lanchonete (pisos e corrimão): o piso deve ser limpo primeiramente com uma vassoura e depois com pano umedecido em produto específico ao tipo de piso. Sempre que necessário, deve ser feita uma lavagem geral do piso. O corrimão deve ser limpo com pano umedecido em produto de limpeza multiuso.
- Armários: devem ser limpos com pano umedecido em produto de limpeza multiuso. Semanalmente, aconselha-se aplicar produto específico para madeira (lustra-móveis).
- Armários internos do balcão (madeira): devem ser limpos com pano umedecido em produto de limpeza multiuso. Semanalmente, aconselha-se aplicar produto específico para madeira (lustra-móveis).
- Baias: as partes em madeira devem ser limpas com pano umedecido em produto de limpeza multiuso. Os vidros devem ser limpos com produto específico (limpa-vidros) e flanela limpa. Semanalmente, aconselha-se aplicar produto específico para madeira (lustra-móveis).
- Balança: deve ser limpa com pano umedecido em produto de limpeza multiuso.
- Balcão (madeira e vidro): as partes de madeira devem ser limpas com pano umedecido em produto de limpeza multiuso. Os vidros, com pro-

duto específico (limpa-vidros) e flanela limpa. Semanalmente, aconselha-se aplicar produto específico para madeira (lustra-móveis).
- Balcão da segurança (madeira): deve ser limpo com pano umedecido em produto de limpeza multiuso. Semanalmente aconselha-se aplicar produto específico para madeira (lustra-móveis).
- Balcão externo de entrada ao vestiário (concreto e mármore): deve ser limpo com pano umedecido em produto de limpeza multiuso. Semanalmente, aconselha-se aplicar produto específico para mármore.
- Bancos (banheiros): devem ser limpos com pano umedecido em produto de limpeza multiuso. Semanalmente, aconselha-se aplicar produto específico para madeira (lustra-móveis).
- Bancos de madeira (sauna): devem ser limpos com pano umedecido em produto de limpeza específico para o tratamento da madeira.
- Banheiro kids: a limpeza deve ser feita da mesma maneira dos outros banheiros, com cuidado especial ao produto desinfetante utilizado, visto que crianças são mais sensíveis que adultos.
- Barras/suporte: a limpeza das barras e suportes deve ser feita com pano e produto de limpeza multiuso (no caso das barras, utilizar produto específico para metais).
- Bastões/caixa: a limpeza dos bastões deve ser feita com pano umedecido em produto de limpeza multiuso. Assim como a caixa, inclusive na parte interna. Semanalmente, aconselha-se aplicar produto específico (lustra-móveis).
- Bebedouro: a limpeza deve ser feita com pano umedecido em produto específico e não abrasivo. As manutenções de filtros e outros componentes devem ser feita periodicamente por uma empresa especializada.
- Bicicleta ergométrica: ver Figura 53.
- Bicicleta (sala de ciclismo *indoor*): ver Figura 54.
- Bolas/suporte: a limpeza das bolas e do suporte deve ser feita com pano umedecido em produto de limpeza multiuso.
- Borrifadores e flanelas: os borrifadores devem estar sempre com quantidade suficiente de produto para limpeza e as flanelas sempre limpas, em condições de uso.

- Cadeiras: a limpeza das cadeiras deve ser feita com pano umedecido em produto de limpeza multiuso. As almofadas devem ser limpas primeiramente com esponja seca, para remoção da poeira e depois com pano umedecido em produto específico. Todas as partes devem ser cuidadosamente limpas, inclusive os pés.
- Caixa de som/suporte: as caixas de som (que devem estar desligadas) e os suportes devem ser limpos com pano umedecido em produto de limpeza multiuso. A parte da tela deve ser limpa com pano seco, sem produto de limpeza. Deve-se tomar cuidado com os fios.
- Caixinhas porta-brinquedos: devem ser limpas com pano umedecido em álcool ou produto com odor suave.
- Calçada: deve-se varrer a calçada diariamente ou sempre que necessário, recolhendo folhas secas e outros objetos. Quando necessário, utilizar máquina de limpeza (pressão) de forma consciente, sem desperdício de água e energia.
- Caneleiras/suporte: as caneleiras e o suporte devem ser limpos com álcool ou produto de limpeza multiuso. Para maior rapidez e eficiência, recomenda-se a instalação de uma caixa para caneleiras usadas. Aconselha-se limpar todas as caneleiras quinzenalmente, para evitar o acúmulo de pó.
- Catracas: devem ser limpas com pano umedecido em produto de limpeza multiuso. O leitor de digitais deve ser limpo com flanela seca e limpa.
- Cestos de lixo: devem ser esvaziados constantemente ou sempre que necessário. Não é permitido o acúmulo de lixo excessivo (caindo para fora do cesto) ou deixá-lo de um dia para outro. Não deixar o cesto sem um saco plástico para lixo.
- Colchonetes: devem ser limpos com pano umedecido em álcool ou produto de limpeza multiuso. Para maior rapidez e eficiência, recomenda-se dividir o espaço e colocar os avisos "colchonetes limpos" e " colchonetes usados".
- Computador: antes da limpeza, é necessário desligar o computador, assim como o monitor. Usar pano umedecido com álcool ou produto específico.

- Cordas: devem ser limpas com água e sabão, sempre que necessário.
- Elíptico: ver Figura 55.
- Descartáveis (papel-toalha, papel higiênico, protetor de vaso, porta-absorvente, sabonete líquido, álcool em gel, odorizador, sacos plásticos): limpar os suportes com pano umedecido em produto de limpeza multiuso e repor o material sempre que necessário (não deixar acabar completamente).
- Divisória de pastilhas: deve ser limpa com pano umedecido em produto de limpeza multiuso. Fazer periodicamente uma limpeza mais profunda, com produtos específicos.
- Escadinha: limpar com pano umedecido em álcool ou produto de limpeza multiuso.
- Espaldar: limpar com pano umedecido em álcool ou produto de limpeza multiuso.
- Espelhos: limpar diariamente, passando limpa-vidros com um pano e depois retirando o produto com um pano macio e limpo, sem deixar manchas. Limpar, sempre que necessário, marcas de dedos e outras machas.
- Espelhos d'água: a água deve estar sempre limpa e sem odor. No caso do espaço estar sem água, as pastilhas deve ser limpas com água e sabão neutro, uma vez por semana.
- Estantes, mesinhas, cadeiras e brinquedos de madeira: limpar com pano umedecido em produto de limpeza multiuso e com cheiro suave. Utilizar lustra-móveis semanalmente, de preferência após o período de utilização das crianças.
- Esteiras: ver Figura 56.
- Estrutura de alumínio: deve ser limpa constantemente, com pano umedecido em produto de limpeza multiuso. Semanalmente, aconselha-se uma limpeza mais profunda, com produto específico para o material. Atenção para os cantos dos degraus e para a parte embaixo da escada.
- Extintores de incêndio: devem ser limpos diariamente com pano umedecido em produto de limpeza multiuso. Deve-se verificar constantemente as condições para uso e, sempre que necessário, chamar uma empresa especializada em segurança para manutenção.

- *Fit balls*/suporte: devem ser limpos com pano umedecido em produto de limpeza multiuso.
- Halteres/suportes: devem ser limpos com pano umedecido em produto de limpeza multiuso.
- Impressoras: devem estar desligadas. A limpeza é feita com pano umedecido com água e sabão neutro ou produto específico.
- Interruptores de luz: limpar diariamente com pano umedecido em produto de limpeza multiuso.
- Jardim/gramado: devem estar sempre bem cuidados, as folhas e outros objetos devem ser sempre recolhidos. A manutenção geral é feita por meio de mão de obra especializada.
- *Jumps*: devem ser limpos semanalmente, ou sempre que necessário, com pano umedecido em produto de limpeza multiuso.
- Luminárias: devem ser limpas com pano umedecido em produto de limpeza multiuso, semanalmente. Para isso, devem estar desligadas.
- Luvas de boxe/luvas descartáveis: as luvas de boxe devem ser limpas com pano umedecido em produto de limpeza multiuso. As luvas descartáveis devem ser repostas sempre.
- *Mat* (tapetes para yoga)/caixa: os tapetes devem ser limpos com pano umedecido em produto de limpeza multiuso. Assim como a caixa, inclusive na parte interna; semanalmente, aconselha-se aplicar lustra-móveis.
- Medidor de altura: deve ser limpo com pano umedecido em produto de limpeza multiuso ou específico.
- Mesa de centro: os jornais e revistas devem estar sempre organizados e atualizados. No vidro, deve-se aplicar limpa-vidros e removê-lo com uma flanela limpa. Na madeira, utiliza-se pano umedecido em produto de limpeza multiuso e, semanalmente, aplica-se lustra-móveis.
- Mesa de som: deve ser limpa com um pano umedecido em produto de limpeza multiuso. O som deve estar desligado. Cuidado para não desligar nenhum fio ou mexer em algum botão.
- Mesas: devem ser limpas com pano umedecido em produto de limpeza multiuso. Semanalmente, aconselha-se aplicar lustra-móveis.

- Objetos do balcão (avisos): devem ser limpos com pano umedecido em produto de limpeza multiuso.
- Palco: deve ser limpo com produto de limpeza multiuso.
- Passarela de entrada: deve estar permanentemente limpa. Aconselha-se varrer três vezes ao dias ou sempre que necessário.
- Pia: deve ser limpa sempre que necessário, com pano umedecido em produto de limpeza multiuso. Aconselha-se lavar diariamente com água e sabão.
- Piso (branco)*: deve-se varrer o espaço com vassoura de pelo e depois passar pano umedecido em produto de limpeza multiuso, sempre que necessário. Semanalmente, deve ser feita uma lavagem geral e aplicação de produto específico.
- Piso área social*: deve-se varrer o espaço com vassoura de pelo e depois passar pano umedecido em produto de limpeza multiuso, sempre que necessário. Semanalmente, deve ser feita uma lavagem geral e aplicação de produto específico.
- Piso cinza (*Vinylsport* PVC)*: deve-se varrer o espaço com vassoura de pelo e depois passar pano umedecido em produto de limpeza multiuso, sempre que necessário. Semanalmente, deve ser feita uma lavagem geral e aplicação de produto específico.
- Piso de madeira*: deve-se varrer o espaço com vassoura de pelo e depois deve ser limpo com pano umedecido em produto de limpeza multiuso, sempre que necessário. Semanalmente, deve ser feita uma lavagem geral e aplicação de produto específico.
- Piso de madeira (sauna)*: deve ser limpo com pano umedecido em produto de limpeza específico ao tratamento da madeira, sempre que necessário. Semanalmente, deve ser feita uma lavagem geral.
- Piso dos boxes e sanitários*: deve ser limpo com pano umedecido em produto de limpeza multiuso, sempre que necessário. Diariamente, deve ser feita uma lavagem geral com produto específico. Não esquecer de tirar fios de cabelo dos ralos.

---

* Atenção para limpeza dos cantos e rodapés.

- Piso *Ever Roll**: deve-se varrer o espaço com vassoura de pelos e depois limpar com pano umedecido em produto de limpeza multiuso, sempre que necessário. Semanalmente, deve ser feita uma lavagem geral e aplicação de produto específico.
- Piso *Sport Court**: deve ser limpo com pano umedecido em produto de limpeza multiuso, sempre que necessário. Atenção ao acúmulo de cabelos. Semanalmente, deve ser feita uma lavagem geral e aplicação de produto específico.
- Plataforma e quadro postural: a plataforma deve ser limpa com pano umedecido em produto de limpeza multiuso. O quadro postural deve seguir o mesmo procedimento utilizado nos vidros.
- Plataformas (treinamento funcional): a plataforma deve ser limpa com pano umedecido em produto de limpeza multiuso.
- Porta automática: com o mecanismo desligado, deve-se seguir o mesmo procedimento utilizado nos vidros. Deve estar sempre limpa.
- Porta de madeira (sauna): deve ser limpa com pano umedecido em produto de limpeza específico.
- Porta-objetos: deve ser limpo com pano umedecido em produto de limpeza multiuso. Semanalmente deve-se aplicar lustra-móveis.
- Portas: devem ser limpas com pano umedecido em produto de limpeza multiuso. Limpar as maçanetas, placas de comunicação visual e quadros de aviso sempre que necessário. Semanalmente, deve-se aplicar lustra-móveis.
- Portas dos boxes: devem ser limpas constantemente com pano umedecido em produto de limpeza multiuso. Semanalmente, deve-se aplicar lustra-móveis.
- Protetores: devem ser limpos com pano umedecido em produto de limpeza multiuso.
- Quadros de publicidade/avisos: devem ser limpos com pano umedecido e produto de limpeza multiuso, sempre que necessário.
- Rampa para alongamento de panturrilha: devem ser limpos, diariamente, com pano umedecido em produto de limpeza multiuso.

---

* Atenção para limpeza dos cantos e rodapés.

- Relógios: devem ser limpos, pelo menos duas vezes por semana, com pano umedecido e produto de limpeza multiuso.
- Sacos de boxe/suportes: devem ser limpos com pano umedecido em produto de limpeza multiuso.
- Secadores/balcão: devem ser limpos com pano umedecido e produto de limpeza multiuso, diariamente ou sempre que necessário.
- Simulador de escada: ver Figura 57.
- Sofás e pufes: devem ser limpos diariamente com produto específico.
- *Steps*: a limpeza deve ser semanal, ou quando necessária, com um pano umedecido em produto de limpeza multiuso.
- Tapete: varrer e bater diariamente. Sempre que necessário, lavar com água e sabão (pelo menos uma vez por mês).
- Tatame: os funcionários da limpeza são responsáveis pela montagem e desmontagem do tatame. Para limpeza, recomenda-se pano umedecido em produto de limpeza específico.
- Telefones: devem ser limpos diariamente com produto de limpeza multiuso.
- Totem (tela de plasma): deve ser limpo constantemente, com pano umedecido em produto de limpeza multiuso. Semanalmente, aconselha-se aplicar lustra-móveis no suporte.
- TVs/suporte: devem ser limpos, pelo menos duas vezes por semana, com pano umedecido em produto de limpeza multiuso não abrasivo.
- TVs de plasma (equipamentos): devem ser limpas constantemente, com pano umedecido em produto de limpeza multiuso não abrasivo.
- Vasos sanitários: devem ser limpos várias vezes ao dia, com desinfetante e água sanitária. Semanalmente, aconselha-se aplicar produto específico para limpeza pesada. Sempre que necessário, trocar o desodorizador do vaso.
- Vidros e corrimão: para os vidros, passar o limpa-vidros com um pano e depois retirar o produto com outro macio e limpo, sem deixar manchas. Limpar permanentemente marcas de dedos e outras manchas, sempre que necessário. Para o corrimão, utilizar pano umedecido em produto de limpeza multiuso, sempre que necessário.

Espaços
Banheiros

- Cestos de lixo.
- Descartáveis: papel-toalha, papel higiênico, protetor de vaso, porta-absorvente, sabonete líquido, odorizador.
- Espelhos.
- Luminárias.
- Pia.
- Piso (branco).
- Portas.
- Sabonete.
- Vasos sanitários.

Sala de cardio

- Ar-condicionado.
- Bebedouro.
- Bicicletas ergométricas.
- Borrifadores e flanelas.
- Caixas de som.
- Cesto de lixo.
- Elíptico.
- Esteiras.
- Extintores de incêndio.
- Luminárias.
- Papel-toalha.
- Piso de madeira.
- Simulador de escada.
- TVs/suporte.
- TVs de plasma (equipamentos).
- Vidros e corrimão.

Sala de ciclismo *indoor*
- Ar-condicionado.
- Bicicletas.
- Caixas de som.
- Cesto de lixo.
- Espelhos e vidros.
- Mesa de som.
- Palco.
- Piso cinza (*Vinylsport* PVC).
- Porta.
- Suportes das caixas de som.

Escada de acesso
- Estrutura de alumínio.
- Vidros e corrimão.

Sala de musculação
- Álcool em gel.
- Aparelhos de musculação.
- Ar-condicionado.
- Barras.
- Bastões/caixa.
- Bebedouros.
- Bicicleta ergométrica.
- Bolas/suporte.
- Borrifadores e flanelas.
- Caixas de som.
- Caneleiras/suporte.
- Cestos de lixo.
- Colchonetes.
- Cordas.
- Espaldar.
- Espelhos.
- Esteira.

- Extintores de incêndio.
- *Fit balls*/suporte.
- Halteres/suportes.
- Papel-toalha.
- Piso *Ever Roll*.
- Plataformas (treinamento funcional).
- Porta-objetos.
- Rampa para alongamento de panturrilha.
- Relógios.
- *Steps*.
- Totem (tela de plasma).
- TVs de plasma.
- Vidros e corrimão.

Salas de coordenação e gerência
- Ar-condicionado.
- Cadeiras.
- Cestos de lixo.
- Computador.
- Impressora.
- Luminárias.
- Mesas.
- Piso *Ever Roll*.
- Telefone.
- Vidros.

Salas de aulas em grupo
- Anilhas/suporte.
- Ar-condicionado.
- Barras/suporte.
- Borrifadores e flanelas.
- Caixa de som/suporte.
- Caneleiras/suporte.
- Cesto de lixo.

- Colchonetes.
- Espelhos.
- *Fit balls*.
- Halteres/suportes.
- *Jumps*.
- Luminárias.
- Luvas de boxe/luvas descartáveis.
- *Mat* (tapetes para yoga)/caixa.
- Mesa de som.
- Palco.
- Piso cinza (*Vinylsport* PVC).
- Porta.
- Relógio.
- Sacos de boxe/suportes.
- *Steps*.
- Tatame.
- Vidros.

Espaço de vendas
- Balcão (madeira e vidro).
- Cadeiras.
- Cestos de lixo.
- Divisória de pastilhas.
- Mesas.
- Piso social.
- Vidros.

Sala de estoque
- Armário.
- Piso social.

Área de convivência
- Ar-condicionado.

- Cesto de lixo.
- Extintores.
- Luminárias.
- Mesa de centro.
- Piso social.
- Sofás e pufes.
- TV de plasma.
- Vidro e corrimão.

Entrada (parte interna)
- Balcão da segurança (madeira).
- Catracas.
- Piso social.
- Porta automática.
- Tapete.

Recepção
- Armários internos do balcão (madeira).
- Balcão (madeira e vidro).
- Cadeiras.
- Computador.
- Divisória de pastilhas.
- Impressora.
- Objetos do balcão (avisos).
- Telefones.

Café
- Área externa da lanchonete (pisos e corrimão).
- Piso.
- Vidros.

Área externa
- Calçada.

- Espelhos d'água.
- Jardim/gramado.
- Passarela de entrada.
- Porta automática.

Vestiários
- Armários.
- Balança.
- Balcão externo de entrada ao vestiário (concreto e mármore).
- Bancos.
- Bebedouro.
- Cestos de lixo.
- Descartáveis: papel-toalha, papel higiênico, protetor de vaso, porta-absorvente, sabonete líquido, odorizador, sacos plásticos.
- Espelhos.
- Luminárias.
- Pia.
- Piso dos boxes.
- Piso *Sport Court*.
- Portas dos boxes.
- Quadros de publicidade/avisos.
- Secadores/balcão.
- Vasos sanitários.

Saunas
- Bancos de madeira.
- Piso de madeira.
- Porta de madeira.

Kids room
- Ar-condicionado.
- Banheiro *kids*.
- Caixinhas porta-brinquedos.
- Estantes, mesinhas, cadeiras e brinquedos de madeira.

- Piso de madeira.
- Pufes.
- Vidros.

Sala de vendas
- Armários.
- Baias.
- Cadeiras.
- Computadores.
- Impressora.
- Mesa.
- Piso.
- Quadros de aviso.
- Telefones.
- Vidros.

Sala de avaliação física
- Ar-condicionado.
- Armários.
- Balança.
- Cadeiras.
- Cesto de lixo.
- Colchonete.
- Computador.
- Descartáveis: papel-toalha e sabonete líquido.
- Escadinha.
- Esteira.
- Medidor de altura.
- Mesa.
- Pia.
- Piso.
- Plataforma e quadro postural.
- Telefone.

Rotinas

Área externa

A limpeza da área de estacionamento e calçada deve ser feita diariamente ou conforme a necessidade. Quinzenalmente, é feita uma lavagem geral. A limpeza dos vidros da fachada é feita semestralmente (empresa terceirizada).

Escadas de acesso

A limpeza das escadas deve ser feita permanentemente (a equipe de limpeza deve estar sempre atenta a possíveis imprevistos). Semanalmente, deve ser feita uma lavagem geral.

Kids room

A limpeza do *Kids room* (incluindo o banheiro) é feita diariamente ou sempre que necessário. O espaço deve estar sempre limpo e organizado. Semanalmente, deve ser feita uma limpeza geral e a organização do espaço.

Recepção, espaço de vendas, área de convivência, loja, entrada, café

Esses espaços devem ser limpos diariamente, nos períodos de pouco movimento na Academia. A equipe de limpeza deve ficar atenta para possíveis imprevistos, pois esses espaços devem estar sempre limpos e organizados. Atenção especial aos dias de chuva, pois quando molhado, o piso fica escorregadio e com aparência de sujo. Semanalmente, deve ser feita uma lavagem geral desses ambientes.

Sala cardiovascular, sala de musculação e banheiros

A sala cardiovascular, a sala de musculação e os banheiros do piso superior são limpos permanentemente por um funcionário da limpeza que é responsável por manter essas áreas sempre limpas, durante todo o período em que a academia está em funcionamento. Nos horários de pico, devem ser disponibilizados dois funcionários. Quinzenalmente, é realizada uma lavagem geral na área de musculação. Após a utilização dos aparelhos, o funcionário da limpeza está incumbido de higienizar o aparelho.

Sala de ciclismo *indoor*

A limpeza da sala de ciclismo *indoor* deve ser feita em quatro momentos:

- Diariamente entre as aulas: secagem de suor dos guidões e no chassi das bicicletas utilizadas; pano molhado no chão para limpeza de suor, ao redor das bicicletas.
- Ao término de cada dia: limpeza da sala.
- Semanalmente: lavagem da sala; limpeza e lubrificação das bicicletas (realizada por empresa especializada).
- Mensalmente: limpeza e lubrificação dos freios (empresa especializada).

Sala de estoque

Essa sala deve ser limpa semanalmente.

Salas de avaliação física, orientação, coordenação e gerência

Esses espaços devem ser limpos diariamente, nos períodos de pouco movimento na Academia. Quinzenalmente, deve ser feita uma limpeza mais detalhada.

Salas de aulas em grupo

Limpeza total da sala (piso, paredes, janelas e acessórios utilizados) antes da primeira aula do dia. No intervalo entre as aulas, a limpeza dos colchonetes, do piso e de algumas áreas onde houve utilização é realizada. Semanalmente, também é realizada uma lavagem geral desses ambientes.

Saunas

A limpeza das saunas deve ser feita diariamente ou sempre que necessário.

Vestiários

A limpeza dos vestiários deve ser feita o tempo todo. Para isso, deve-se disponibilizar um funcionário exclusivo para cada vestiário. Semanalmente, é realizada uma lavagem geral nos vestiários.

PARTE 8

Figuras

Figura 1   Modelo de descrição das aulas em grupo

LOGO DA ACADEMIA

Programa de atividades

Abdominal: aula com exercícios específicos para a região abdominal, melhorando a resistência muscular localizada. Indicada para alunos iniciantes, intermediários e avançados. Duração: 30 minutos.

Alongamento: visa melhorar a flexibilidade com exercícios de alongamento com uma amplitude adequada a cada aluno, não esquecendo do relaxamento e das funções terapêuticas. Indicada para alunos iniciantes, intermediários e avançados. Duração: 30 minutos.

Bike indoor: programa de ciclismo *indoor* que visa melhorar a capacidade cardiovascular e o condicionamento físico por meio de diferentes treinos de forma intervalada ou contínua, de acordo com a periodização das aulas, havendo um alto gasto calórico. Indicado para alunos intermediários e avançados. Duração: 60 minutos.

GAP: aula que visa fortalecimento e aumento da resistência muscular dos glúteos, pernas e abdômen. Indicada para alunos iniciantes, intermediários e avançados. Duração: 30 minutos.

Jump: aula coreografada com objetivo aeróbio, executada sobre um trampolim elástico individual, garantindo alta motivação. Atividade que envolve movimentos em diferentes intensidades sobre o equipamento, acompanhando o ritmo musical. Indicada para alunos iniciantes, intermediários e avançados. Duração: 60 minutos.

Local: aula com exercícios localizados para todo o corpo. Melhora o tônus muscular, por meio de trabalho com hipertrofia ou resistência. Indicada para alunos iniciantes, intermediários e avançados. Duração: 30 minutos.

Mat pilates: aula que visa melhorar a postura e a respiração, adquirir definição do corpo, alongamento e consciência corporal. Indicada para alunos iniciantes, intermediários e avançados. Duração: 60 minutos.

Step: aula com objetivo cardiovascular realizada em uma plataforma *step*, com variações de movimentos dentro de uma coreografia. Indicada para alunos intermediários e avançados. Duração: 60 minutos.

Figura 2   Modelo de quadro de horários: aulas em grupo

LOGO DA ACADEMIA							
Início (h)	Final (h)	Sala	Segunda	Terça	Quarta	Quinta	Sexta
6:00	6:45	SB	Bike indoor		Bike indoor		Bike indoor
7:00	7:45	SG	GA		GA		GA
7:10	7:55	SB		Bike indoor		Bike indoor	
11:15	12:00	SB	Bike indoor		Bike indoor		Bike indoor
17:15	17:45	SG	GA		GA		
18:15	19:00	SB		Bike indoor		Bike indoor	
18:10	18:55	SG	Local		Local		Local
18:45	19:15	SG		GA		GA	
19:00	19:30	SG	G.A.		G.A.		
19:15	20:00	SB	Bike indoor		Bike indoor		Bike indoor
19:15	20:00	SG		TF		TF	

Horários sujeiros a alteração sem aviso prévio. SB: sala de bike, SG: sala de ginástica, GA: glúteo/abdômen, TF: treinamento funcional.

Figura 3 Modelo de quadro de horários: piscina

LOGO DA ACADEMIA					
Atividades aquáticas					
Horários	Segunda	Terça	Quarta	Quinta	Sexta
6:00 – 7:00	Natação adulto	Natação adulto	Natação adulto	Natação adulto	Natação adulto
7:00 – 8:00	Natação adulto	Natação adulto	Natação adulto	Natação adulto	Natação adulto
7:00 – 8:00	Hidroginástica		Hidroginástica		Hidroginástica
8:00 – 9:00	Natação adulto	Natação adulto	Natação adulto	Natação adulto	Natação adulto
8:00 – 9:00		Hidroginástica		Hidroginástica	
9:00 – 10:00	Natação adulto	Natação adulto	Natação adulto	Natação adulto	Natação adulto
9:00 – 10:00	Hidroginástica	Hidroginástica	Hidroginástica	Hidroginástica	Hidroginástica
10:00 – 11:00	Natação adulto	Natação adulto	Natação adulto	Natação adulto	Natação adulto
10:00 – 11:00	Hidroginástica	Hidroginástica	Hidroginástica	Hidroginástica	Hidroginástica
10:00 – 11:00	Natação infantojuvenil	Natação infantojuvenil	Natação infantojuvenil	Natação infantojuvenil	Natação infantojuvenil
11:00 – 12:00	Natação adulto	Natação adulto	Natação adulto	Natação adulto	Natação adulto
11:00 – 12:00		Hidrogestante		Hidrogestante	
12:00 – 13:00	Natação adulto	Natação adulto	Natação adulto	Natação adulto	Natação adulto
13:30 – 14:30	Natação adulto	Natação adulto	Natação adulto	Natação adulto	Natação adulto
14:30 – 15:30	Natação adulto	Natação adulto	Natação adulto	Natação adulto	Natação adulto
15:30 – 16:30	Natação adulto	Natação adulto	Natação adulto	Natação adulto	Natação adulto
15:30 – 16:30	Natação infantojuvenil	Natação infantojuvenil	Natação infantojuvenil	Natação infantojuvenil	Natação infantojuvenil
16:30 – 17:30	Natação adulto	Natação adulto	Natação adulto	Natação adulto	Natação adulto
17:30 – 18:30	Natação adulto	Natação adulto	Natação adulto	Natação adulto	Natação adulto
17:30 – 18:30		Hidroginástica		Hidroginástica	
18:30 – 19:30	Natação adulto	Natação adulto	Natação adulto	Natação adulto	Natação adulto
18:30 – 19:30	Hidroginástica	Hidroginástica	Hidroginástica	Hidroginástica	Hidroginástica
18:30 – 19:30	Natação infantojuvenil	Natação infantojuvenil	Natação infantojuvenil	Natação infantojuvenil	Natação infantojuvenil
19:20 – 20:20		Hidrogestante		Hidrogestante	
19:30 – 20:30	Natação adulto	Natação adulto	Natação adulto	Natação adulto	Natação adulto
19:30 – 20:30	Hidroginástica	Hidroginástica	Hidroginástica	Hidroginástica	Hidroginástica
20:30 – 21:30	Natação adulto	Natação adulto	Natação adulto	Natação adulto	Natação adulto

Natação adulto: nível iniciante/intermediário/avançado. Natação infantojuvenil: 9 a 12 anos.

Figura 4   Modelo de tabela: planos, benefícios e valores

Tipo de plano	Musculação + aulas em grupo			Férias/licença
	Cheque/dinheiro			
	Valor	Forma de pagamento	Média mensal	
Anual	R$ 1.440,00	A vista	R$ 120,00	30 dias
	R$ 1.512,00	3 x 504,00	R$ 126,00	
	R$ 1.587,60	6 x 246,60	R$ 132,30	
	R$ 1.666,98	12 x 138,92	R$ 138,92	
Semestral	R$ 828,00	A vista	R$ 138,00	15 dias
	R$ 869,40	3 x 289,80	R$ 144,90	
	R$ 912,87	6 x 152,15	R$ 152,15	
Trimestral	R$ 476,10	A vista	R$ 158,70	–
	R$ 499,91	3 x 166,64	R$ 166,64	–
Mensal	R$ 190,44	A vista	R$ 190,44	
Matrícula	R$ 90,00	A vista 2 x 45,00		
Avaliação física	R$ 60,00	A vista		

Figura 5 Modelo de formulário para análise da concorrência

Nome da academia:
Localização:
Concorrente: (　) direto　(　) indireto
Recepção Computadorizada? (　) sim　(　) não Número de atendentes _____ Nível de eficácia do atendimento (　) péssimo　(　) bom　(　) ótimo Folder da academia (　) péssimo　(　) bom　(　) ótimo Uniforme (　) péssimo (　) bom (　) ótimo Som ambiente (　) sim　(　) não Qual? _____ Preencheu ficha de visita ? (　) sim　(　) não Possui antessala? (　) sim　(　) não　　Com TV? (　) sim　(　) não
Estrutura: (　) pequena　(　) média　(　) grande

Tipos de aparelhos	Modelo	Marca	Quantidade
(　) Bicicleta			
(　) Esteira			
(　) Escada			
(　) Musculação			
(　) Material de suporte			
(　) Aparelho de TV			
(　) Piscina			
(　) Bebedouro			

(　) **Ginástica** – Modalidades?	Possui horário de pico? Senhas?
(　) **Salas** – Quantas?	Piso/espelho/acessórios

Vestiários (　) pequeno　(　) médio　(　) grande
Possui serviços:　(　) toalhas　(　) secador　(　) sabonete/xampu
Armários: Quantos? _____ (　) pequenos　(　) médios　(　) grandes

Limpeza (　) Vestiários (　) Salas (　) Musculação	(　) Equipamentos (　) Cardiovascular (　) Borrifadores (　) Toalha de papel
Equipe técnica (　) Super-habilitados (　) Habilitados (　) Razoavelmente habilitados (　) Nada habilitados	Uniforme? (　) sim　(　) não Crachá? (　) sim　(　) não Atendimento (　) péssimo　(　) bom　(　) ótimo
Ambiente (　) agradável　(　) depressivo　(　) indiferente	

(continua)

Figura 5 Modelo de formulário para análise da concorrência (continuação)

Preço	
Planos _____	Carteirinha _____
Avaliação médica _____	Matrícula _____
Serviços adicionais: ( ) Estética _____ ( ) Loja _____ ( ) Lavanderia _____ ( ) Massagem _____ ( ) Nutrição _____ ( ) Eventos _____ ( ) Lanchonete _____ ( ) Estacionamento _____	
Principal diferencial:	
Slogan:	
Comunicação visual: Externa: ( ) não chamativo ( ) chamativo Mídia impressa? _____ Interna: Mural? ( ) sim ( ) não _____ Revista/jornal? ( ) sim ( ) não	
Observações: _____ _____ _____	

Figura 6 Modelo de formulário para solicitação de uniforme

Requisição de uniforme			
Nome:		Departamento:	
Peça	Quantidade	Tamanho	Cor
Autorizado por:			Data: / /

Figura 7 Modelo de formulário para participação em cursos

Requerimento para cursos	
Este requerimento deverá ser preenchido com 30 dias de antecedência para que a liberação seja aprovada pela gerência.	
Nome:	
Unidade:	Área:
Curso:	
Período do curso:	
Ass. professor:	Data ___ / ___ / ___
Gerência técnica:	

Obs.: Enviar esta folha preenchida para o coordenador com o informativo do curso.

Figura 8 Modelo de formulário para solicitação de férias

Nome:	
Unidade:	Área:
Data de admissão: ___ / ___ / ___	
Últimas férias: ___ / ___ / ___ a ___ / ___ / ___	
Férias: Início ___ / ___ / ___ Término ___ / ___ / ___	
Ass. professor:	Data ___ / ___ / ___
Gerência técnica:	

Obs.: Enviar esta folha preenchida ao coordenador para a elaboração de um calendário de férias da equipe, no qual será analisada a possibilidade da data requerida.

Figura 9   Modelo de controle macro de alunos de carteira

Legenda troca de treino
1ª troca
2ª troca
3ª troca
4ª troca
5ª troca
6ª troca
Vencimento de plano

Legenda das alterações
E = exercício
M = método
V = volume
Tem vindo em outro horário
Não tem feito musculação

Mês					Janeiro			
0	Cod.	Última alteração	Próxima prevista	Status	05/jan	12/jan	19/jan	26/jan
Nome do aluno			14/02/2000	Troca urgente	1ª troca			
			14/02/2000	Troca urgente		2ª troca		
			14/02/2000	Troca urgente				
			14/02/2000	Troca urgente				
			14/02/2000	Troca urgente				
			14/02/2000	Troca urgente				
			14/02/2000	Troca urgente				
			14/02/2000	Troca urgente				
			14/02/2000	Troca urgente				
			14/02/2000	Troca urgente				
			14/02/2000	Troca urgente				
			14/02/2000	Troca urgente				
			14/02/2000	Troca urgente				
			14/02/2000	Troca urgente				
			14/02/2000	Troca urgente				

Figura 10   Procedimento de atendimento inicial ao cliente novo: musculação

Todo novo cliente que vier treinar na academia deve receber tratamento especial para sentir-se à vontade com o ambiente e facilitar sua adesão à prática de atividades físicas de forma segura.

Sendo assim, os colaboradores devem seguir um roteiro de atendimento ao cliente novo. Esse roteiro segue um fluxo do cliente com tarefas específicas por departamento.

Setor: musculação
Responsáveis: equipe de professores(as)

Ação	Referência	Observações
1. Apresentação pessoal		1. Dizer seu nome e perguntar o nome do cliente
2. Fazer uma breve anamnese com o(a) cliente através de uma conversa informal		2. Perguntas como: "Você já pratica ou praticou a modalidade?" "Está treinando com frequência?" "Qual seu objetivo?"
3. Verificação dos resultados da avaliação física	*Software* de avaliação física	3. Verificar limitações do praticante para adaptar o estilo de treino
4. Encaminhamento ao setor cardiopulmonar para a realização do aquecimento	Treinamento cardiopulmonar	4. Ensinar a ligar e operar o equipamento sugerido (esteira, *bike* ou *cross*)
5. Montagem do treinamento		5. O treino é montado, baseado no banco de informações já cadastrado no *software*, enquanto o(a) cliente faz seu aquecimento
6. Aplicação do treinamento (com demonstração do professor)	Programa de musculação	6. Acompanhar exercício por exercício no primeiro dia de treino do(a) cliente. No caso de cliente com idade avançada ou dificuldade de aprendizado, fazê-lo por mais uma ou duas vezes
7. *Feedback* do treinamento do primeiro dia	Procedimento de aplicação do treinamento	7. Qualidade de execução, especificidades de ajustes, carga utilizada
8. Explicação da fase de adaptação ou do ciclo de treino elaborado para o(a) cliente		8. Citar duração e objetivo a ser atingido nessa fase
9. Despedir-se e marcar compromisso com a próxima aula		

Figura 11 Procedimento de atendimento inicial ao cliente novo: aulas em grupo

Todo novo cliente que vier treinar na Academia deve receber tratamento especial para sentir-se à vontade com o ambiente e facilitar sua adesão à prática de atividades físicas de forma segura.

Sendo assim, os colaboradores devem seguir um roteiro de atendimento ao aluno novo. Esse roteiro segue um fluxo do aluno com tarefas específicas por departamento.

Setor: aulas em grupo
Responsáveis: equipe de professores(as)

Ação	Referência	Observações
1. Apresentação pessoal		1. Dizer seu nome e perguntar o nome do cliente
2. Fazer uma breve anamnese com o(a) associado(a)		2. Verificar limitações do praticante para adaptar o estímulo de treino
3. Apresentar o que vai ser dado na aula, quanto a conteúdo, equipamentos e estratégias utilizadas	Planejamento semestral de ginástica	3. Perguntas como: "Você já pratica ou praticou a modalidade?", "Está treinando com frequência?" "Possui alguma limitação não detectada no exame?"
4. Ministrar a aula	Planejamento semestral de ginástica	4. Explicar de forma clara, evitando a linguagem excessivamente técnica
5. Dar *feedback* geral à turma e individual ao aluno novo		5. Verificar acompanhamento por parte do aluno e dar *feedback* individual
6. Agradecer a presença e dar dicas básicas para o melhor aproveitamento	Informativo de dicas básicas	6. Reforçar positivamente o desempenho
7. Despedir-se e marcar compromisso com a próxima aula		7. Verificar data da próxima aula do aluno novo

Figura 12   Procedimento de atendimento inicial ao cliente novo: hidroginástica

Todo novo cliente que vier treinar na Academia deve receber tratamento especial para sentir-se à vontade com o ambiente e facilitar sua adesão à prática de atividades físicas de forma segura.

Sendo assim, os funcionários devem seguir um roteiro de atendimento ao aluno novo. Esse roteiro segue um fluxo do aluno com tarefas específicas por departamento.

Setor: hidroginástica
Responsáveis: equipe de professores(as)

Ação	Referência	Observações
1. Apresentação pessoal		1. Dizer seu nome e perguntar o nome do cliente
2. Verificação da validade do exame médico/dermatológico		2. Sem os exames válidos o(a) cliente não poderá praticar atividade física por questão de segurança
3. Verificação dos resultados da avaliação física	Relatório impresso de avaliação física	3. Verificar limitações do praticante para adaptar o estímulo
4. Fazer uma breve anamnese do(a) cliente		4. Perguntas como: "Você sabe nadar?" ou "Você já praticou a modalidade?"
5. Apresentar o que vai ser dado na aula, em relação ao conteúdo, equipamentos e estratégias utilizadas	Planejamento semestral de hidro	5. Explicar de forma clara, evitando a linguagem excessivamente técnica
6. Ministrar a aula	Planejamento semestral de hidro	6. Verificar acompanhamento por parte do aluno e dar *feedback* individual. Dar limites aos alunos que se excedem, corrigindo a musicalidade (fazer com que o aluno entre na intensidade proposta)
7. Dar *feedback* geral à turma e individual ao aluno novo		7. Reforçar positivamente o desempenho
8. Agradecer a presença e, se necessário, explicar o funcionamento da hidroginástica, com dicas e regras básicas para o melhor aproveitamento	Regulamento para hidro	8. Comentar sobre horários e faltas
9. Despedir-se e marcar compromisso com a próxima aula		9. Verifiar data da próxima aula do aluno novo

Figura 13 Procedimento de atendimento inicial ao cliente novo: natação

Todo novo cliente que vier treinar na Academia deve receber tratamento especial para sentir-se à vontade com o ambiente e facilitar sua adesão à prática de atividades físicas de forma segura.

Sendo assim, os funcionários devem seguir um roteiro de atendimento ao aluno novo. Esse roteiro segue um fluxo do aluno com tarefas específicas por departamento.

Setor: natação
Responsáveis: equipe de professores(as)

Ação	Referência	Observações
1. Apresentação pessoal		1. Dizer seu nome e perguntar o nome do cliente
2. Verificação do exame médico/dermatológico		2. Sem os exames válidos o(a) cliente não poderá praticar atividade física por questão de segurança
3. Fazer uma breve anamnese do(a) cliente através de uma conversa informal		3. Perguntas como: "Você sabe nadar?", "Está treinando com frequência?" "Qual seu objetivo?"
4. Verificação dos resultados da avaliação física	Relatório impresso de avaliação física	4. Verificar limitações do praticante para adaptar o estímulo de treino
5. Explicação do funcionamento da natação, com dicas e regras básicas para o melhor aproveitamento	Dicas para a natação	5. Citar listas de chamada, fichas de treino, vestimenta adequada (maiô e touca), periodicidade do exame dermatológico
6. Apresentar o que vai ser dado na aula, em relação ao conteúdo, equipamentos e estratégias utilizadas	Planejamento semestral de natação	6. Seguir o conteúdo e estratégia propostos no planejamento, de acordo com o nível e a idade do praticante
7. Ministrar a aula	Planejamento semestral de natação	7. Acompanhar percurso para analisar tecnicamente o nado e dar *feedback* nas bordas quando possível
8. *Feedback* do treinamento		8. Qualidade de execução, especificidades de técnicas, intensidade e volume do treinamento
9. Agradecer a presença, despedir-se e marcar compromisso com a próxima aula		

Figura 14   Modelo de planilha de orientações

Planilha de orientação técnica					
Data: ___/___/___			Professor:		
Aluno:			Cód.:		
Data nasc.:			Idade:		
Objetivo:					
P.A.:		F.C. máx.:		F.C. repouso:	
F.C. trabalho 1 (%) _____ bpm F.C. trabalho 2 (%) _____ bpm					
Programação semanal					
	Segunda	Terça	Quarta	Quinta	Sexta	Sábado
Musculação						
Aulas						
Aulas						
Aeróbio						
Tempo:						

Figura 15   Modelo de planilha de reserva de equipamentos

Reserva de horário do Elíptico				Data ___/___/___
Horário	Elíptico 1	Elíptico 2	Elíptico 3	Elíptico 4
06:00				
06:30				
07:00				
07:30				
08:00				
08:30				
09:00				
09:30				
10:00				
10:30				
11:00				
11:30				

(continua)

Figura 15　Modelo de planilha de reserva de equipamentos *(continuação)*

Reserva de horário de esteiras								Data __/__/__		
Horário	1	2	3	4	5	6	7	8	9	10
06:00										
06:30										
07:00										
07:30										
08:00										
08:30										
09:00										
09:30										
10:00										
10:30										
11:00										
11:30										
12:00										

Horário	11	12	13	14	15	16	17	18	19	20
06:00										
06:30										
07:00										
07:30										
08:00										
08:30										
09:00										
09:30										
10:00										
10:30										
11:00										
11:30										
12:00										

Figura 16 Modelo de planilha para controle de alunos: musculação

	Mês/ano																	
	1	2	3	4	5	6	7	8	9	10	11	12	13	14	15	16	17	18
	Sex	Sab	Dom	Seg	Ter	Qua	Qui	Sex	Sab	Dom	Seg	Ter	Qua	Qui	Sex	Sab	Dom	Seg
6:30																		
7:00																		
7:30																		
8:00																		
8:30																		
9:00																		
9:30																		
10:00																		
10:30																		
11:00																		
11:30																		
12:00																		
12:30																		
13:00																		
13:30																		
14:00																		
14:30																		
15:00																		
15:30																		
16:00																		
16:30																		
17:00																		
17:30																		
18:00																		
18:30																		
19:00																		
19:30																		
20:00																		
20:30																		
21:00																		
21:30																		
22:00																		
22:30																		
23:00																		
23:30																		

Figura 17   Modelo de planilha para controle de aulas

	2ª feira	3ª feira	4ª feira	5ª feira	6ª feira	Sábado
Horário	Horário		Horário		Horário	Horário
Aula	Nome da aula		Nome da aula		Nome da aula	Nome da aula
Professor						
Alunos	H- M-		H- M-		H- M-	H- M-
Substituto						
Assinatura						
Horário		Horário		Horário	Horário	Horário
Aula		Nome da aula		Nome da aula	Nome da aula	Nome da aula
Professor						
Alunos		H- M-		H- M-	H- M-	H- M-
Substituto						
Assinatura						
Horário	Horário			Horário		Horário
Aula	Nome da aula			Nome da aula		Nome da aula
Professor						
Alunos	H- M-			H- M-		H- M-
Substituto						
Assinatura						
Horário	Horário		Horário		Horário	Horário
Aula	Nome da aula		Nome da aula		Nome da aula	Nome da aula
Professor						
Alunos	H- M-		H- M-		H- M-	H- M-
Substituto						
Assinatura						

Figura 18 Modelo de planilha para controle de alunos: natação

Professor:_____ Semana:_____

	2ª feira	3ª feira	4ª feira	5ª feira	6ª feira
6:15 – 7:00	Adulto	Adulto	Adulto	Adulto	Adulto
Alunos	H- M-	H- M-	H- M-	H- M-	H- M-
Substituto					
Assinatura					
7:00 – 7:45	Adulto	Adulto	Adulto	Adulto	Adulto
Alunos	H- M-	H- M-	H- M-	H- M-	H- M-
Substituto					
Assinatura					
7:45 – 8:30	Adulto	Adulto	Adulto	Adulto	Adulto
Alunos	H- M-	H- M-	H- M-	H- M-	H- M-
Substituto					
Assinatura					
8:30 – 9:15	Hidro		Hidro		Hidro
Professor	H- M-		H- M-		H- M-
Substituto					
Assinatura					
9:15 – 10:00	Adulto	Adulto	Adulto	Adulto	Adulto
Professor	H- M-	H- M-	H- M-	H- M-	H- M-
Substituto					
Assinatura					
10:00 – 10:45	Touca azul	Touca branca	Touca azul	Touca branca	Touca azul
Professor	H- M-	H- M-	H- M-	H- M-	H- M-
Substituto					
Assinatura					
10:00 – 10:45	Touca amarela		Touca amarela		Touca amarela
Professor	H- M-		H- M-		H- M-
Substituto					
Assinatura					
10:00 – 10:45	Touca vermelha		Touca vermelha		Touca vermelha
Professor	H- M-		H- M-		H- M-
Substituto					
Assinatura					
10:45 – 11:30		Touca verde		Touca verde	
Professor		H- M-		H- M-	
Substituto					
Assinatura					

Figura 19   Lei n. 9.965, de 27 de abril de 2000

Lei Federal n. 9.965, de 27 de abril de 2000

Presidência da República – Casa Civil – Subchefia para Assuntos Jurídicos

Restringe a venda de esteroides ou peptídeos anabolizantes e dá outras providências.

O PRESIDENTE DA REPÚBLICA Faço saber que o Congresso Nacional decreta e eu sanciono a seguinte Lei:

Art. 1º A dispensação ou a venda de medicamentos do grupo terapêutico dos esteroides ou peptídeos anabolizantes para uso humano estarão restritas à apresentação e retenção, pela farmácia ou drogaria, da cópia carbonada de receita emitida por médico ou dentista devidamente registrados nos respectivos conselhos profissionais.

Parágrafo único. A receita de que trata este artigo deverá conter a identificação do profissional, o número de registro no respectivo conselho profissional (CRM ou CRO), o número do Cadastro da Pessoa Física (CPF), o endereço e telefone profissionais, além do nome, do endereço do paciente e do número do Código Internacional de Doenças (CID), devendo a mesma ficar retida no estabelecimento farmacêutico por cinco anos.

Art. 2º A inobservância do disposto nesta Lei configurará infração sanitária, estando o infrator sujeito ao processo e penalidades previstos na Lei n. 6.437, de 20 de agosto de 1977, sem prejuízo das demais sanções civis ou penais.

Art. 3º A União, os Estados, o Distrito Federal e os Municípios poderão celebrar convênios para a fiscalização e o controle da observância desta Lei.

Art. 4º Esta Lei entra em vigor na data de sua publicação.

Brasília, 27 de abril de 2000. 179º da Independência e 112º da República.

FERNANDO HENRIQUE CARDOSO

Figura 20 Modelo de formulário para o *personal book*

	Personal book	
Foto 3x4	Nome: _____	
	CREF: _____	
	Formação	

Instituição: _____
Tópicos da sua formação acadêmica e/ou cursos de especialização
1. _____
2. _____
3. _____
Especialidades
Tópicos das suas especialidades (modalidades que ministra, tipo de público, objetivos de seu trabalho)
1. _____
2. _____
3. _____
4. _____

Figura 21   Modelo de PARQ

Dados da criança		
Nome completo: _____		Foto 3x4
Data nasc.: ____/____/____		
Período: ( ) manhã ( ) tarde Dias da semana: ( ) S ( ) T ( ) Q ( ) Q ( ) S		
Modalidades: _____, _____, _____		

Plano: ( ) *Kids* (1 x por semana)
     ( ) *Kids* (2 x por semana)
     ( ) *Kids* (3 x por semana)
     ( ) Família
	Nome do consultor(a): _____
	
	Data de vencimento do plano: ____/____/____	

Dados familiares		
Nome do pai: _____		
Tel.: (___) _____-_____ (___) _____-_____		
e-mail:		
Nome da mãe: _____		
Tel.: (___) _____-_____ (___) _____-_____		
e-mail:		
Responsável que poderá ser contactado em caso de não localização dos pais: _____		
Tel.: (___) _____-_____	Tel.: (___) _____-_____	
Informações operacionais		
Como a criança vem à academia? _____		
Como ele(a) volta para casa? _____		
Pessoas autorizadas a retirar o aluno:		
Nome: _____	Parentesco: _____	
Nome: _____	Parentesco: _____	
Nome: _____	Parentesco: _____	
Informações clínicas		
A criança possui algum convênio médico ou seguro saúde? ( ) sim ( ) não Qual? _____		
A criança faz uso de alguma medicação? ( ) sim ( ) não Qual? _____		
É alérgica ou tem restrição a algum alimento ou medicamento? ( ) sim ( ) não Qual? _____		
Gostaria de fazer alguma observação ou comentário?		
Declaro que as informações acima são verdadeiras _____, _____ de _____ de _____		
Nome do Responsável: _____ Assinatura: _____		
(em caso de alteração de dados, favor comunicar a coordenação da academia)		

Figura 22   Modelo de planilha de controle de *kids room*

Data	Entrada	Saída	Criança	Monitor/ assistente	Responsável

Figura 23   Modelo de termo de responsabilidade

Termo de responsabilidade
Declaro que estou em perfeitas condições físicas para realizar a prática de atividades esportivas oferecidas pela Academia e que as informações abaixo são verdadeiras
Dados pessoais
Nome: _____ Data de nascimento: ____/____/_____ _____   Estado civil: _____ Endereço: _____ nº_____   CEP: _____ - ____ Bairro: _____   Cidade: _____   Estado: _____ Telefone residencial: _____   Telefone Celular: _____ E-mail: _____ RG: _____   CPF: _____ Profissão: _____   Empresa: _____
Você tem médico particular? ( ) Sim   ( ) Não Nome: _____ Telefones: _____ Em caso de emergência, este profissional pode ser avisado? ( ) Sim   ( ) Não Você tem convênio/plano de saúde? ( ) Sim   ( ) Não Qual: _____ Hospital conveniado (próx à academia): _____
Em caso de emergência ocorrida na Academia podemos avisar: Nome: _____ Parentesco: _____   Telefone: _____ Nome: _____ Parentesco: _____   Telefone: _____
Se necessário, você autoriza o médico da Academia medicá-lo? ( ) Sim   ( ) Não Você sabe qual o seu tipo sanguíneo? ( ) Sim   ( ) Não   Tipo:_____ Você é alérgico a algum tipo de medicamento? ( ) Sim   ( ) Não Quais: _____
Consultor: _____   Cidade _____ de _____ de 20 _____ _____ Assinatura

Figura 24   Procedimento de atendimento inicial ao cliente novo

Setor: vendas e recepção
Responsáveis: equipe de recepcionistas e consultores

Ação	Referência	Observações
Recepcionista		
1. Apresentação pessoal		1. Dizer seu nome e perguntar o nome do cliente
2. Perguntar: "Em que posso ajudá-lo(a)?"		2. Escutar o cliente com empatia para levar a melhor solução aos seus anseios ou necessidades
3. Se o cliente quiser conhecer a academia e os serviços, chame o consultor da vez		
Consultor		
4. Apresentação pessoal		3. Dizer seu nome e perguntar o nome do cliente
5. Perguntar: "Em que posso ajudá-lo(a)?"	Roteiro de visita	
6. Apresentação da academia da Academia (*tour*) (passar ao item 8)		
Se cliente quiser tirar dúvida sobre serviços, horários, aulas, valores, funcionamento	Quadro de aulas, regulamento interno, horário de funcionamento	4. Escutar o cliente com empatia para levar a melhor solução aos seus anseios ou necessidades
7. Verificar informações disponíveis e passar ao cliente (passar ao item 10)	Agenda do exame médico e avaliação física	5. Qualificar o cliente verificando qual a atividade de maior interesse para direcioná-lo durante o *tour*. Se possível, apresentar o professor de algum departamento
8. Orientar o cliente da necessidade de agendamento do exame médico e avaliação física	Regulamento interno	6. Verificar, periodicamente, a atualização das informações com o coordenador
9. Solicitar alguns minutos do cliente para a leitura e assinatura do regulamento interno		7. Entregar o explicativo sobre os serviços no caso de efetivação do agendamento
10. Perguntar ao cliente se há mais alguma dúvida em relação aos serviços apresentados		8. Colher assinatura e entregar ao supervisor para armazenamento. Caso o cliente queira, disponibilizar uma cópia
11. Reforçar os meios de comunicação da academia com o cliente	Murais, site da Academia e SAC	9. Mostrar interesse nas necessidades dos clientes
12. Agradecer pela visita e marcar compromisso com a próxima visita/agendamento/treino		10. Mostrar disponibilidade sempre

Figura 25   Modelo de ficha de visitante

Cadastro de visitante
Nome: _____ Nasc.: ____/____/____
Tel. res: _____ Tel. com: _____ Celular: _____
E-mail: _____ Profissão: _____
Sexo: ( ) F   ( ) M
Como ficou sabendo da nossa Academia? _____
Já pratica atividade física?   ( ) Praticante   ( ) Já praticou   ( ) Nunca praticou

Que modalidade(s) gostaria de praticar aqui na academia?
    ( ) Musculação   ( ) Ginástica   ( ) Cardio   ( ) *Bike Indoor*
    ( ) Natação   ( ) Hidroginástica   ( ) Lutas   ( ) Yoga

Quais são seus objetivos?
    ( ) Melhorar a qualidade de vida   ( ) Melhorar a resistência
    ( ) Melhorar o condicionamento físico   ( ) Aumentar a massa muscular
    ( ) Definição muscular   ( ) Diminuir o estresse

Por que razão quer se matricular em uma academia?   ( ) Saúde   ( ) Aparência   ( ) Desempenho físico
O que é mais importante para você em uma academia?   ( ) Equipamentos e instalações   ( ) Ambiente agradável   ( ) Aulas/ programas de exercícios
Atendido por: _____   Data: ____/____/____

Figura 26   Quadro de perguntas

Você é responsável por descobrir as necessidades e resolver problemas para ter clientes felizes e satisfeitos

O uso de perguntas abertas permite que a conversa se transforme num diálogo em que o cliente fornece informações sobre o objetivo da visita. Se o propósito for pesquisar a academia antes de frequentá-la, você poderá atendê-lo descobrindo como o cliente pretende utilizar os serviços e fazendo recomendações. Se o propósito for reclamar sobre os serviços ou a qualidade, você poderá identificar a causa da reclamação e procurar a solução

Substitua	Por
Você fez....?	Quando você fará....?
Você já fez....?	Por que você fez....?
Tem....?	O que tem....?
Você faz....?	Como você faz....?
Você irá....?	Diga-me como irá....?
Você poderia....?	Descreva como você pode....?
Será que alguém....?	Quem....?
Foi....?	Como foi....?

Figura 27   Modelo de cadastro de cliente

Ficha de cadastro

Nome: _____   Sexo: ( ) F   ( ) M

Data nasc.: ___/___/___   Profissão: _____

Estado civil: ( ) Solteiro(a)   ( ) Casado(a)   ( ) Outros

RG: _____   CPF: _____

End. res.: _____

Bairro: _____   CEP: _____   Cidade: _____

Tel. res.: _____   Celular: _____

E-mail: _____

Empresa: _____

End. com.: _____

Bairro: _____   CEP: _____   Cidade: _____

Tel. com.: _____   Fax: _____

Data: ___/___/___

_____   _____
        Cliente   Consultor

Figura 28   Modelo de formulário do SAC

SAC
Serviço de Atendimento ao Cliente

Tendo em vista a proposta de oferecer aos clientes uma prestação de serviços de altíssima qualidade e sua total satisfação, estamos adotando um Serviço de Atendimento ao Cliente, que irá, entre outras coisas, providenciar rapidamente a solução de problemas.
Queremos ouvir você. Participe!

A identificação não é obrigatória.

Data: _____/_____/_____   Hora: _____

Manifestação:
(   ) Sugestão   (   ) Elogio   (   ) Reclamação

_____
_____
_____
_____
_____

Nome do cliente: _____   Nº _____
(   ) Telefone para contato: _____
(   ) E-mail para contato: _____

Favor depositar na caixa de sugestões.

Agradecemos sua colaboração.   Nº 001

Figura 29 Modelo de roteiro de apresentação

Roteiro de apresentação

1. Cumprimentar o cliente, apresentar-se e perguntar o nome.
2. Perguntar se o cliente tem tempo para conhecer a academia.
3. Perguntar se está procurando academia para ele ou outra pessoa.
4. Solicitar o preenchimento da Ficha de Visitante (pode ser preenchido pelo próprio consultor). Leve a ficha com você para fazer o *tour*. Ela servirá de suporte para sua venda. (Todas as fichas, depois do atendimento, devem ser guardadas com a Agenda de Tarefas Diárias.)
5. Encaminhar o cliente até a catraca para liberar a entrada.
6. Iniciar a apresentação pela área de interesse do aluno (musculação, ginástica, lutas, yoga, *bike indoor*, cardiovascular, piscina).
7. Enfatizar os pontos de maior interesse (equipamentos/instalações, ambiente agradável ou aulas/programas). Falar sobre características para os já praticantes, sobre benefícios para os sedentários.
8. Apresentar o cliente ao professor (trabalho integrado).
9. Não esquecer: vestiários, bebedouros, quadros de avisos, sala de avaliação física/exame médico, sala de massagem, nutricionista, estacionamento, *kids room*, loja, café, salão de beleza, pilates, *vibe class*.
10. Falar sobre os diferenciais da academia.
11. Investigar possíveis objeções.
12. Solicitar ajuda aos professores (trabalho integrado).
13. Explicar sobre os horários de funcionamento da musculação, aulas em grupo (ginástica, lutas, yoga), piscina, loja, café, *kids room* e estacionamento.
14. Retornar ao balcão para apresentar preços e finalizar a venda.
    - Em vez de dizer que vai apresentar a tabela de preços, fale em opções para adesão;
    - Apresentação do preço (nome do plano, características e valor nominal);
    - Não coloque R (de reais), cifrão e vírgulas;
    - Circunde o que planeja vender para fortalecer as vendas;
    - Apresente as opções e mantenha silêncio. A próxima fala tem que ser do cliente;
    - Qualquer que seja a opção, diga que escolheu um ótimo plano;
    - Não demore muito e pergunte sobre a opção de pagamento (cheque ou cartão).
15. Esclareça possíveis dúvidas e argumente as objeções (o bom vendedor é aquele que escuta mais do que fala).
16. Fechamento da venda (anotar na Agenda de Tarefas Diárias):
    - Detalhar as formas de pagamento disponíveis;
    - Completar o cadastro pessoal;
    - Entrega de material que ilustra o serviço adquirido: descrição/horários de aulas e de funcionamento, detalhes dos serviços complementares;
    - Finalizar o cadastro, agendar avaliação física/exame médico (entregar o papel com agendamento e informações), entregar regulamento interno, contrato (assinar), quadro de horários e descrição das aulas;
    - Pós-vendas de boas-vindas: cartão demonstrando a satisfação da academia em ter o cliente (e-mail ou correios);
    - Estimular a visita no site da academia/redes sociais;
    - Encaminhar o cliente ao professor para facilitar a relação inicial entre as partes (primeira aula).
17. Indicações: perguntar ao cliente se ele tem amigos/familiares para indicar (anotar na folha de indicações).

Figura 30   Modelo de *tour* da Academia

TOUR DE APRESENTAÇÃO DA ACADEMIA
LEMBRE-SE: iniciar a visita pela área de interesse do cliente

1. Piscina: temperatura (28°C), tratada com sal, seis raias, 25 m de comprimento X 1,40 m de profundidade, aulas para adultos (iniciante, intermediário e avançado – de hora em hora), crianças de 9 a 12 anos, hidroginástica e hidrogestante. Periodização dos treinos, quantidade de professores por período, todos altamente qualificados, formados e com CREF, passando por treinamentos e reciclagens periódicas. Benefícios da natação/hidroginástica. Oservação: ao subir a escada, comentar sobre a iluminação natural e o pé-direito alto.

2. Musculação: equipamentos das melhores marcas mundiais (Life Fitness, Cybex, Tecnogym, Hammer) divididos por setores. Área para abdominais, alongamento, treinamento funcional, pesos livres. Aparelhos Kinesis. Acompanhamento dos professores, montagem de treinos, fichas. Quantidade de professores por período, todos altamente qualificados, formados e com CREF, passando por treinamentos e reciclagens periódicas. Benefícios.

3. Cardio: Aparelhos com TVs individuais, entradas para Ipod/mp3, TVs com sintonia de rádio. Esteiras com amortecimento, *bikes*, Vario, Summit. Sem permanência máxima. Acompanhamento de professor, montagem de treinos. Benefícios.

4. Sala de *bike indoor:* vinte bicicletas de última geração, com monitores individuais de frequência/intensidade, presilhas para uso de sapatilhas, ar-condicionado e iluminação especial. Grande quantidade de aulas (não tem senhas). Periodização das aulas (quadro na recepção), quantidade de professores por período, todos altamente qualificados, formados e com CREF, passando por treinamentos e reciclagens periódicas. Não esquecer garrafinha com água e toalha. Professores altamente qualificados. Benefícios.

5. Salas de aulas em grupo: modalidades oferecidas, equipamentos e acessórios, locais com quadros de horários, ventilação. Periodização das aulas. Periodização dos treinos, quantidade de professores por período, todos altamente qualificados, formados e com CREF, passando por treinamentos e reciclagens periódicas. Benefícios.

6. Vestiários: armários de uso rotativo (trazer cadeado – a academia também vende), balança digital, acesso para piscina, chuveiros com boxes individuais, aquecimento, piso especial, venda de toalhas de banho descartáveis. Vestiário feminino com secadores e bancada para maquiagem.

7. Café: bebidas e refeições balanceadas, horários de funcionamento.

8. Acesso à internet: por meio dos computadores localizados ao lado do café ou por *wi-fi*.

9. *Kids room*: para crianças acima de 3 anos (mais novas só acompanhadas por um adulto responsável), presença de cuidadoras e câmeras para os pais acompanharem enquanto treinam. Jogos e brincadeiras acompanhados por monitoras.

10. Sala de avaliação física: importância da avaliação física (o que é, para o que serve, tipos). Importante para mensurar os resultados obtidos com a prática do exercício físico. Exame médico e dermatológico (obrigatórios, podem ser feitos com outro médico, válidos por seis meses).

11. Sala de massagem

12. Loja: roupas e acessórios de moda *fitness* e praia.

13. Estacionamento: com manobrista, gratuito para alunos enquanto treinam (não há limite de permanência)

Figura 31   Modelo de solicitação de férias (licença)

Solicitação de férias ou licença
À Academia
Cidade, _____ de _____ de _____
Eu, _____, cliente regularmente matriculado(a) na Academia – matrícula nº _____, plano _____, solicito bloqueio de minha matrícula pelo prazo de _____ dias.
Período: _____/_____/_____ a _____/_____/_____
Atenciosamente,
_____   _____   Assinatura do cliente   Assinatura da academia

Figura 32   Modelo de termo de cancelamento

Termo de cancelamento
Cidade, _____ de _____ de _____.
Eu, _____, cliente regularmente matriculado(a) na Academia – nº de matrícula _____, plano _____, data da matrícula _____/_____/_____, solicito o cancelamento de minha matrícula (conforme cláusula do contrato), pelos motivos a seguir relacionados.   _____   _____   _____   _____
Atenciosamente,
_____   _____   Assinatura do cliente   Assinatura da academia

Figura 33   Modelo de formulário para recado – *personal trainer*

Personal trainer
Nome do cliente: _____
Matrícula: _____
Telefone para contato: _____
Horários disponíveis: _____   _____
Objetivos do treinamento: _____   _____
Personal trainer: _____
Data ____/____/____   Hora ____:____
Assinatura: _____

Figura 34 Modelo de planilha de controle do SAC

Número	Recepcionista/consultor	Data	Horário
1234			
1235			
1236			
1237			
1238			
1239			
1240			
1241			
1242			
1243			
1244			
1245			
1246			
1247			
1248			
1249			
1250			
1251			
1252			
1253			
1254			
1255			
1256			
1257			
1258			
1259			
1260			

Figura 35   Modelo de planilha de solicitação – achados e perdidos

Achados e perdidos				
Data	Aluno	Descrição do objeto	Telefone para contato	Entregue

Figura 36   Conteúdo da Pasta Suporte

- Agenda de visitas diárias (Figura 36.1)
- Procedimentos de atendimento e telemarketing
- *Scripts* de ligações (Figuras 36.2 a 36.6)
- Características e benefícios (quadro que deverá ser elaborado pela coordenação técnica)
- Indicações (feitas pelos alunos)
- Fichas de visitantes preenchidas
- Roteiro de visita às dependências (Figura 30)
- Modelo de informações da concorrência (Figura 5)
- Perguntas e respostas (p.88)
- Agenda Pessoal de Controle

Figura 36.1 Agenda de tarefas diárias do consultor

Agenda de Tarefas Diárias do Consultor de Vendas

Fechamento diário

Espontâneos

Tipo	Novos	Renovação	Rematrícula
Visita			
Fechados			

Agendamentos

Tipo	Novos	Renovação	Rematrícula
Visitas agendadas			
Comparecimento: visitas agendadas			
Matrículas: comparecimento das visitas agendadas			

Telemarketing

Tipo	Reag	24 h (visitante)	Ren	Rem	Refer	Recep	Pós	Mkt
Agendamento realizado								

Referências

Pessoalmente	Telemarketing

Planos vendidos

Plano	NV	RN	RE	ESP	AGD	C/AF	S/AF	DIN	CQ	CC	C/T	S/T	Valor da venda

Reag: reagendamento; Ren: renovação; Rem: rematrícula; Refer: referência; Recep: receptivo; Pós: pós-venda; Mkt: ação de marketing; NV: cliente novo; RN: renovação; RE: rematrícula; ESP: espontâneo; AGD: agendado; C/AF: com avaliação física; S/AF: sem avaliação física; DIN: dinheiro; CQ: cheque; CC: cartão de crédito; C/T: com taxa de matrícula; S/T: sem taxa de matrícula.

Figura 36.2   *Script* de confirmação

Consultor: Bom-dia/tarde/noite, posso falar com o "nome do cliente"?

Cliente: Ele não se encontra.

Consultor: Aqui é o consultor "seu nome" da Academia. Qual horário consigo falar com ele? Tem outro telefone em que eu possa encontrá-lo?

Cliente: Ele atende.

Consultor: "Nome do cliente", tudo bem com você? Aqui é o consultor "seu nome" da Academia, estou ligando apenas para confirmar o nosso agendamento, às (hora agendada), certo?
Inclusive quero aproveitar para sugerir que você já traga material para iniciar hoje o seu programa de treinamento. O que acha da ideia?

OPÇÃO 1:

Cliente: Está confirmado.

Consultor: Ótimo, "Nome do cliente". Então aguardarei por você, até mais tarde. Tchau.

OPÇÃO 2:

Cliente: Ele não poderá comparecer.

Consultor: Fique tranquilo, "Nome do cliente", não tem problema nenhum. Apenas precisaremos reagendar esta visita. OK?
"Nome do cliente", agora me diga, quando é melhor para você:
No início ou mais para o fim da semana?
Manhã/tarde, ou tarde/noite?
Entre **X** horas e **Y** horas, ou **A** horas e **B** horas, qual o melhor horário para você?

Obs.: Ouça e trabalhe todas as respostas do cliente.

Consultor: "Nome do cliente", então está reagendado, nos veremos na (dia da semana/data/horário), está bom assim?
Caso surja algum imprevisto, por favor, fique a vontade para ligar e mudarmos a data, OK?
"Nome do cliente", tenha um bom-dia/tarde/noite. Tchau.

Figura 36.3 *Script* de reagendamento

Consultor: Bom-dia/tarde/noite, posso falar com o "nome do cliente"?

Cliente: Ele atende.

Consultor: "Nome do cliente", aqui é o consultor "seu nome" da Academia, estou ligando para saber se está tudo bem com você.

Fiquei esperando ontem a sua visita como havíamos combinado e você não apareceu. Aconteceu alguma coisa? (**PREOCUPE-SE COM O CLIENTE**)

Obs.: Ouça e trabalhe todas as respostas do cliente.

Se realmente aconteceu algum problema sério com o cliente, peça desculpa pelo incômodo e diga que você retornará outro dia.

Se não aconteceu nada sério, dê sequência...

Consultor: Fique tranquilo, "Nome do cliente", vamos remarcar este agendamento.
"Nome do cliente", agora me diga, quando é melhor para você:
No início ou mais para o fim de semana?
Manhã/tarde, ou tarde/noite?
Entre **X** horas e **Y** horas, ou **A** horas e **B** horas, qual o melhor horário para você?

Obs.: Ouça e trabalhe todas as respostas do cliente.

Consultor: "Nome do cliente", então está agendado, nos veremos no (dia da semana/data/horário). Está bom assim?
Caso surja algum imprevisto, por favor, fique a vontade para ligar e mudaremos a data, certo?
"Nome do cliente", tenha um bom-dia/tarde/noite. Tchau.

Figura 36.4 *Script* 24 horas

Consultor: Bom-dia/tarde/noite, posso falar com o "nome do cliente"?

Cliente: Ele atende.

Consultor: "Nome do cliente", tudo bem com você? Aqui é o consultor "seu nome" da Academia . Você pode falar agora?

OPÇÃO 1:

Cliente: Ele não tem tempo agora.

Consultor: "Nome do cliente", sem problemas, então qual o melhor horário para nos falarmos?

Cliente: Ele marca um horário.

Consultor: Combinado, ligarei mais tarde. Até mais, "Nome do cliente".

OPÇÃO 2:

Cliente: Sim, podemos conversar agora.

Consultor: "Nome do cliente", como estão as coisas? (pergunte sobre o que você descobriu que ele mais gosta – empatia) (ver Ficha de Visitante).

Obs.: Ouça e trabalhe todas as respostas do cliente.

Consultor: "Nome do cliente", estou ligando primeiramente para agradecer sua visita à nossa Academia, depois para saber se ficou alguma dúvida a respeito do seu programa de treinamento, se realmente o que lhe apresentei vai ao encontro das suas necessidades e se ficou alguma dúvida a respeito das possibilidades de horários.

(SE O CLIENTE VISITOU A ACADEMIA HÁ MUITO TEMPO, FALAR DA NOVA PROMOÇÃO)

OPÇÃO 1:

Cliente: Sim, fiquei com algumas dúvidas sobre...

Consultor: Esclareça todas as duvidas, não deixe o cliente sem resposta.

OPÇÃO 2:

Cliente: Não ficou nenhuma dúvida.

Consultor: Ótimo, então que tal agendarmos um dia para você iniciar o seu programa de treinamento? Quanto mais rápido você começar, mais tempo terá para alcançar seus resultados e ainda aproveita nossa promoção.

Consultor: "Nome do cliente", quando é melhor para você?
No início ou mais para o fim de semana?
Manhã/tarde, ou tarde/noite?
Entre **X** horas e **Y** horas, ou **A** horas e **B** horas, qual o melhor horário para você?

OPÇÃO 1:

Cliente: Concorda e não ficou nenhuma dúvida.

Consultor: "Nome do cliente", então está agendado, nos veremos na (dia da semana/data/horário), está bom assim? Caso surja algum imprevisto, por favor, fique a vontade para ligar e mudarmos a data, OK?

(continua)

Figura 36.4 *Script* 24 horas (continuação)

OPÇÃO 2:

Cliente: O cliente ainda tem alguma objeção para matricular-se.

Obs.: Trabalhe esta objeção, sempre levando para o lado emocional.

Consultor: "Nome do cliente", darei uma sugestão. Pelo o que você me falou, é muito importante conseguir alcançar estes objetivos. Que tal eu presenteá-lo(a) com um *free pass* de um dia, assim você vivencia como será o seu programa de treinamento aqui na nossa Academia, experimenta nossos serviços, e acaba com todas as suas dúvidas? Aí sim, caso você goste e se imagine aluno da academia, fazemos sua matrícula. O que você acha da minha proposta?

OPÇÃO 1:

Cliente: O cliente não aceita o *free pass* e não tem interesse no momento.

Consultor: "Nome do cliente", entendo. Mas de qualquer forma quando você decidir/puder/quiser iniciar o seu programa de treinamento, teremos prazer em recebê-lo(a). Muito obrigado pela atenção. Tchau, "nome da cliente".

OPÇÃO 2 :

Cliente: O cliente aceita o *free pass*.

Consultor: "Nome do cliente", então vamos agendar um dia para você iniciar o seu *free pass*, quando é melhor para você:
No início ou mais para o fim da semana?
Manhã/tarde, ou tarde/noite?
Entre X horas e Y horas, ou A horas e B horas, qual o melhor horário para você?

Obs.: Ouça e trabalhe todas as respostas do cliente.

Consultor: "Nome do cliente" então está agendado, nos veremos na (dia da semana/data/horário), está bom assim?
Caso surja algum imprevisto, por favor, fique a vontade para ligar e mudarmos a data, certo?

REFERÊNCIAS:

Consultor: Ia me esquecendo. "Nome do cliente", o que você acha da ideia de trazer alguém junto para iniciar também um programa de treinamento, pode ser um amigo ou um familiar. Além de muito mais divertido, também é mais motivador. O que acha? Quem você imagina que gostaria de começar a treinar também?

OPÇÃO 1:

Cliente: Tem alguém para trazer:

Consultor: Ótimo, "Nome do cliente", você prefere convidá-la ou quer que eu o/a convide?
Qual o nome?
Telefone?
Ele(a) já fez academia?
Caso goste daqui, você acha que entraria com você na Academia?

(anote essas informações)

Consultor: Ótimo, "Nome do cliente", muito obrigado pela atenção. Nos veremos no dia marcado. Tchau.

OPÇÃO 2:

Cliente: Não tenho ninguém no momento.

Consultor: Tudo bem, mas fica o convite, caso tenha alguém que queira trazer é só falar, certo? "Nome do cliente", muito obrigado pela atenção. Até mais, tchau.

Figura 36.5 *Script* de renovação

Antes de fazer esta ligação, entre no cadastro do aluno e verifique:
– Sua frequência na Academia, último plano que ele fez e valor que pagou.

Consultor: Bom-dia/tarde/noite, posso falar com "nome do cliente"?

Cliente: É ele, pode falar.

Consultor: "Nome do cliente", tudo bem com você? Aqui é o consultor "seu nome" da Academia, você pode falar agora?

Cliente: Sim, podemos conversar agora.

Consultor: "Nome do cliente", você já está com a gente há X meses (tempo que o aluno está na Academia). Quero saber se você está gostando da Academia e se vem conseguindo alcançar seus objetivos.

Obs.: Ouça e trabalhe as respostas do cliente.

Consultor: A gente nem percebe o tempo passar, já faz todo esse tempo que você está com a gente e seu plano se encerrará no próximo dia X (data do vencimento do plano).

Gostaria de agendar um dia para conversarmos sobre a continuidade (renovação) do seu programa de treinamento, afinal você não vai querer parar agora que está conseguindo alcançar os seus resultados, certo? E também para passar a nossa promoção para renovação.

Qual o próximo dia que você virá treinar? Podemos agendar para 30 minutos antes ou depois do seu treinamento, o que é melhor para você?

OPÇÃO 1:

Cliente: Pode ser. No próximo dia X, vou treinar às X horas e chegarei 30 minutos antes para conversarmos.

Consultor: Combinado então, "nome do aluno", nos veremos no dia X às X horas.
Até lá e obrigado pela atenção. Tchau.

OPÇÃO 2:

Cliente: No dia que treino não é possível, chego e saio correndo da Academia.

Consultor: "Nome do cliente", sem problemas, então combinaremos o melhor dia para agendarmos nossa conversa.
Quando é melhor para você, no início ou mais para o fim da semana?
Manhã/tarde ou tarde/noite?
Entre A horas e B horas, ou X horas e Z horas, qual o melhor horário para você?

(continua)

Figura 36.5   *Script* de renovação (continuação)

Obs.: Ouça e trabalhe todas as respostas do cliente.

Consultor: "Nome do cliente", então está agendado, nos veremos na (dia da semana/data/horário), está bom assim?
Caso surja algum imprevisto, por favor, fique a vontade para ligar e mudaremos a data, certo?

REFERÊNCIAS:

Consultor: Ia me esquecendo. "Nome do cliente", o que você acha da ideia de trazer alguém junto para iniciar também um programa de treinamento? Pode ser um amigo ou um familiar. Além de muito mais divertido, também é mais motivante. O que acha? Quem você imagina que gostaria de começar a treinar também?

OPÇÃO 1:

Cliente: Sim, tenho alguém.

Consultor: Ótimo, "Nome do cliente", você prefere convidá-lo(a) ou quer que eu o(a) convide?
Qual o nome e telefone dele(a)?
Telefone?
Ele(a) já faz ou fez academia?

(anote as informações)

Consultor: "Nome do cliente", muito obrigado pela atenção. Nos veremos no agendamento, OK? Tenha um bom-dia/tarde/noite. Tchau.

OPÇÃO 2:

Cliente: Não tenho ninguém no momento.

Consultor: Pode ser alguém da sua família ou quem sabe do seu trabalho. Quem você imagina que gostaria de começar a treinar também?

Cliente: Não tenho ninguém mesmo.

Consultor: Tudo bem, mas fica o convite então, caso você lembre-se de alguém é só falar, certo? "Nome do cliente", muito obrigado pela atenção. Nos veremos no dia marcado, OK?
Tenha um bom-dia/tarde/noite. Tchau.

Figura 36.6   *Script* de rematrícula

Antes de iniciar a ligação, verifique no cadastro desse aluno quais informações tem dele.

Consultor: Bom-dia/tarde/noite, quero falar com o "nome do cliente".

Cliente: Ele atende.

Consultor: "Nome do cliente", tudo bem com você? Aqui é o consultor "seu nome" da Academia. Você tem um minuto para conversarmos?

Cliente: Sim, pode falar.

Consultor: "Nome do cliente", você já foi aluno(a) da nossa academia em X (data em que frequentou), foi nosso aluno por X meses (tempo que permaneceu na Academia).
Na verdade, o motivo desta ligação é fazer um convite.

*Exemplo: O verão está chegando, e agora é o momento ideal para iniciar o seu programa de treinamento. O que você acha?
E não para por aí não, para incentivar o seu retorno, estamos com uma superpromoção irrecusável!

Consultor: "Nome do cliente", mas me diga, você está frequentando alguma academia atualmente? (ouça a resposta).

QUALIFICAÇÃO: Dê continuidade na OPÇÃO 1 ou OPÇÃO 2

OPÇÃO 1:

Cliente: Sim, estou fazendo outra academia.

Consultor: Que bom, "nome do cliente", mas diga-me:

FLUXOGRAMA

OPÇÃO 2:

Cliente: Não estou fazendo nada no momento.

Consultor: "Nome do cliente", mas diga-me:

FLUXOGRAMA

Consultor: "Nome do cliente", agora me deixe falar da promoção que estamos fazendo para que você volte à Academia. (Explique a promoção vigente)

Cliente: Ótimo, mas eu queria mais detalhes.

AGENDAMENTO:

Consultor: "Nome do cliente", vamos agendar uma visita sua para que eu possa explicar com mais detalhes a nossa promoção e o que você precisará fazer para reiniciar o seu programa de treinamento.
"Nome do Cliente", agora me diga, quando é melhor para você:
No início ou mais para o fim da semana?
Manhã/tarde, ou tarde/noite?
Entre **X** horas e **Y** horas, ou **A** horas e **B** horas, qual o melhor horário para você?

OPÇÃO 1: O cliente agenda uma visita.

Consultor: "Nome do cliente", então está agendado, nos veremos no (dia da semana/data/horário). Está bom assim? Caso surja algum imprevisto para o agendamento, por favor, fique à vontade para ligar e mudaremos a data, OK?

(continua)

Figura 36.6 *Script* de rematrícula (continuação)

Consultor: "Nome do cliente", muito obrigado pela atenção, nos veremos no dia marcado. OK? Tenha um bom-dia/tarde/noite. Tchau

OPÇÃO 2: O cliente NÃO agenda uma visita.

Consultor: "Nome do cliente", eu entendo que você é uma pessoa ocupada, mas pense que é por um bom motivo, ou seja, é para sua saúde, seu bem-estar. Garanto que não vou tomar muito o seu tempo nessa visita, e também ela é sem nenhum compromisso.
Vamos lá, quando é melhor para você:
No início ou mais para o fim da semana?
Manhã/tarde, ou tarde/noite?
Entre **X** horas e **Y** horas, ou **A** horas e **B** horas, qual o melhor horário para você?

Consultor: "Nome do cliente", então está agendado, nos veremos na (dia da semana/data/horário), está bom assim? Caso surja algum imprevisto, por favor, fique a vontade para ligar, assim mudaremos a data, certo?

Consultor: "Nome do cliente", muito obrigado e nos veremos no agendamento. Tenha um bom-dia/tarde/noite. Tchau.

Figura 36.7 Modelo de planilha de ligações receptivas

Data: ____/____/____ _____h Como ficou sabendo? _____
Nome: _____ Tel: _____
Agendamento: ____/____/____ _____ Compareceu? Fechou?

Data: ____/____/____ _____h Como ficou sabendo? _____
Nome: _____ Tel: _____
Agendamento: ____/____/____ _____ Compareceu? Fechou?

Data: ____/____/____ _____h Como ficou sabendo? _____
Nome: _____ Tel: _____
Agendamento: ____/____/____ _____ Compareceu? Fechou?

Data: ____/____/____ _____h Como ficou sabendo? _____
Nome: _____ Tel: _____
Agendamento: ____/____/____ _____ Compareceu? Fechou?

Figura 37   Conteúdo da pasta de atendimento

- Quadro de horários (Figuras 2 e 3)
- Descrição das aulas (Figura 1)
- *Folder* publicitário
- Tabela de planos e preços (Figura 4)
- Ficha de visitante (Figura 25)

Figura 38   Roteiro e prontuário de pré-orientação

Roteiro da pré-orientação física
• O coordenador recebe o cliente (pelo nome) na recepção, dando as boas-vindas e o encaminha para a sala.
• O coordenador inicia a pré-orientação relembrando algumas informações do BV (1, 2, 3, 4, 5, 6 e 7) e durante o processo coleta mais informações específicas. Exemplo: Possui alguma lesão ou patologia? Como era sua rotina de treinos antes de vir para a Academia? Recebeu os procedimentos da avaliação física (tolerância de atraso)? Para que dia está agendada a sua avaliação física?
• Após essa coleta de informações, o coordenador técnico informa sobre as modalidades, o atendimento setorizado, seu professor de carteira (foto), avaliação física, orientação física, horários de funcionamento etc.
• Por fim, o coordenador técnico questiona ao cliente se tem alguma dúvida sobre as informações transmitidas e o direciona para o treinamento inicial.
• Se seu professor de carteira estiver presente, é feita a sua apresentação formal ao cliente.
• Se o cliente for iniciar o treinamento naquele instante, o coordenador técnico encaminha-o à sala de ginástica ou ao espaldar, apresentando o profissional que irá atendê-lo.
Prontuário do cliente – pré-orientação
Nome: _____
Número do cadastro: _____
Início do plano: _____
Consultor de vendas: _____
Coordenador responsável:_____
Qual das atividades físicas é de seu maior interesse?
R: _____
Quais objetivos você deseja alcançar?
R: _____
Você se exercita? Há quanto tempo?
R: _____

(continua)

Figura 38 Roteiro e prontuário de pré-orientação (continuação)

Como você descreveria sua condição física atual?   R: _____   Em quanto tempo deseja alcançar seus objetivos?   R: _____   Em qual período irá treinar?   R: _____   Quantas vezes por semana?   R: _____   Apresenta alguma lesão ou patologia? Qual?   R: _____   Como era sua rotina de treinos antes de treinar conosco?   R: _____   Para quando está agendada a avaliação física? Lembra-se dos procedimentos?   R: _____   Já providenciou o seu atestado médico?   R: _____   O seu professor de carteira é o(a) _____
Pré-orientação física:_____   _____   _____   *Feedback* 2ª pré-orientação:_____   _____   _____   *Feedback* 2ª orientação:_____   _____   _____   Análise de frequência:_____   _____   _____   _____

Figura 39 Régua de contatos

DI	Contato	Colaborador	0	1	2	3	4	5	6	7	8	9	10	11	12	13	14	15	16	17	25	26	27	28	29	30
0º	Fechamento	**Consultor**	▓																							
1º a 3º	Pré-orientação	Coordenador		▓	▓	▓																					
4º a 7º	AVF	Avaliador					▓	▓	▓	▓																	
8º a 12º	Orientação	Professor									▓	▓	▓	▓	▓												
15º	Pós-vendas	**Consultor**																▓									
27º	Feedback	Coordenador																						▓			
45º	Análise de frequência	Coordenador																									
57º	Reorientação	Professor																									
60º a 87º	Pesquisa	Coordenador																									

Figura 40   Modelo de avaliação técnica do professor – aulas em grupo

TÓPICOS	DESCRIÇÃO
Preparar a aula (10%)	
Organizou a sala com antecedência?	Chegar cinco minutos antes da primeira aula e verificar som, luz, ar-condicionado e material utilizado
Organizou seus equipamentos? (iPod, microfone, CD, sapatilhas)	Estado e organização
Deixou o som em altura adequada?	Baseado no horário
Recepcionou os alunos na porta?	Receber os alunos na porta pontualmente
Auxiliou os alunos para ajustes e/ou montagem de equipamentos?	Ensinar a montar e ajudar quando necessário
Informações iniciais (10%)	
Deu boas-vindas e se apresentou?	Agradecer a presença de todos e se apresentar dizendo o nome
Falou que modalidade irá ministrar?	Falar sobre a modalidade
Passou informação específica da aula?	Dicas sobre a aula específica
Estimulou os participantes a se envolverem com a aula?	Usar estratégias para o aluno se envolver com a aula
Mostrou-se motivado?	Mostrar-se feliz por estar dando a aula
Condução e correção (10%)	
Instrução verbal	Dicas verbais, dicas associativas e finalidade do trabalho
Comando de voz	Tom
Antecipação	Tempo adequado para mudanças
Correção geral	Como fazer para todos
Correção individual seguida por elogio	Elogio – Reforço – Elogio
Chamou os clientes pelo nome?	Não dar apelidos. Não chamar por características físicas (loira, linda, magrinho etc.)
Técnica (10%)	
Execução física geral	Como executar o movimento
Musicalidade	Ritmo e frases musicais
Estrutura da aula	Início, meio e fim
Aula de acordo com objetivo	Programação de acordo com o objetivo da aula
Fluência	Evitar pôr e retirar acessórios. Mudar de posição muitas vezes durante a aula

(continua)

Figura 40 Modelo de avaliação técnica do professor – aulas em grupo (continuação)

Finalização (10%)	
Parabenizou a turma pelo desempenho, especificamente os iniciantes?	Ex: Parabéns, vocês pedalaram muito bem
Deu *feedback* positivo?	Ex: Juliana, você empurrou bastante a lona (*Jump*)
Cumprimentou os clientes e agradeceu a participação?	Despedir-se e agradecer a presença
Convidou para próxima aula?	Convidar para sua aula da mesma modalidade e para a aula que acontecerá em seguida
Despediu-se dos clientes na porta?	Esperar os alunos saírem da sala e cumprimentá-los individualmente (porta)
Comportamental (50%)	
Participação em treinamentos	Deve ser 100%
Participação em reuniões	Deve ser 100%
Faltas	Evitar. Apenas em caso de extrema necessidade
Proatividade	Deve ser 100%
Envolvimento com trabalho de retenção	Deve ser 100%

Figura 41   Musculação

AVALIAÇÃO DE PERFORMANCE DO DEPARTAMENTO DE MUSCULAÇÃO				
	Conduta técnica (CT)	Sim	Não	%
1	Respeitar a setorização	X		10
2	Atendimento otimizado	X		10
3	Gerenciamento de carteira	X		10
4	Verificar e-mails diariamente	X		10
5	Retenção de clientes	X		10
	Conduta comportamental (CC)			
1	Pontualidade	X		10
2	Zelar por sua imagem profissional	X		10
3	Cordialidade com os clientes	X		10
4	Integração das modalidades		X	
5	Participação em atividades extras		X	
			Total	80

	Conduta técnica (CT)
1CT	Respeitar a escala fornecida ou orientação do coordenador
2CT	Correção de exercícios, posicionamento estratégico, antecipação de exercícios, comunicação entre professores
3CT	Macrociclo, treinos, relatório atualizado de planos a vencer
4CT	Responder imediatamente aos comunicados internos
5CT	Avaliação do relatório de planos a vencer; realização dos processos operacionais

	Conduta comportamental (CC)
1CC	Horários de entrada, lanche, saída e orientação
2CC	Boa aparência, uniforme, postura
3CC	Disposição, educação
4CC	Participar de uma aula de ginástica por semana
5CC	Estar presente em reuniões, grupo de estudos

Figura 42   Modelo de planilha de sala – aulas em grupo

Número da sala	2ª feira	3ª feira	4ª feira	5ª feira	6ª feira	Sábado
07:00 - 08:00	Horário		Horário		Horário	Horário
Professor	Nome da aula		Nome da aula		Nome da aula	Nome da aula
Assinatura						
Substituto						
Nº clientes	H- M-		H- M-		H- M-	H- M-
07:30 - 08:00		Horário		Horário		Horário
Professor		Nome da aula		Nome da aula		Nome da aula
Assinatura						
Substituto						
Nº clientes		H- M-		H- M-		H- M-

Figura 43   Modelo de gráfico

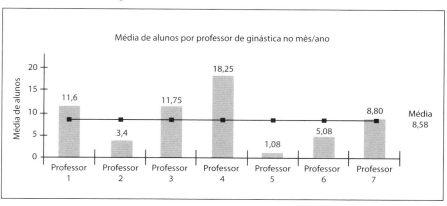

Figura 44 Modelo de planilha de sala – musculação

1	2	3	4	5	6	7	8	9	10	11	12	13	14	15	16	17	18	19	20
Sex	Sab	Dom	Seg	Ter	Qua	Qui	Sex	Sab	Dom	Seg	Ter	Qua	Qui	Sex	Sab	Dom	Seg	Ter	Qua

6:30																				
7:00																				
7:30																				
8:00																				
8:30																				
9:00																				
9:30																				
10:00																				
10:30																				
11:00																				
11:30																				
12:00																				
12:30																				

Figura 45A   Modelo de planilha para confecção de gráficos – aulas em grupo

Aulas em grupo													
Professor	Dia (semana)	Hora	Aula	Duração (min)	Quantidade de alunos (semana)					Horas no mês	Aulas no mês	Média atual	Média anterior	Variação média	Custo aluno/aula	Meta	Desvio da meta
					1ª	2ª	3ª	4ª	5ª								

Total de horas por semana	Feriados	Média
Total de horas no mês	Falta/substituição	
Valor hora/aula	Outros	

Figura 45B Modelo de planilha para confecção de gráficos – musculação

Data	Dia da semana	06:30			07:00			08:00			09:00			10:00			11:00			12:00			13:00			14:00		
		M	A	P	M	A	P	M	A	P	M	A	P	M	A	P	M	A	P	M	A	P	M	A	P	M	A	P
Dia/mês	qui																											
Dia/mês	sex																											
Dia/mês	sáb																											
Dia/mês	dom																											
Méd. atual (sem.)																												
Méd. ant. (sem.)																												
Variável média (sem.)																												
Méd. atual (sáb.)																												
Méd. ant. (sáb.)																												
Variável méd. (sáb.)																												

M: musculação; A: aeróbio; P: *personal*.

Figura 46   Modelo de protocolo de substituições

Protocolo de substituições					
Setor:					
Dia	Horário	Aula	Professor titular	Professor substituto	Assinatura do substituto

- O professor substituto é o responsável pela aula, devendo garantir que ela ocorra. No caso de eventual substituição, só terá validade mediante assinatura do novo responsável.
- O substituto não deve esquecer de assinar a folha de ponto no local designado.
- Este protocolo deverá ser utilizado para: férias, dispensas remuneradas ou não remuneradas e feriados, devendo ser entregue com antecedência para o coordenador.

Assinatura: _____   Data de entrega: ____ / ____ / ____

Professor: _____

Figura 47   Modelo de planilha de faltas e atrasos

Professor	Data	Motivo	Substituto	Aula	Horário

Figura 48   Modelo de planilha de apontamentos

Planilha de apontamentos de aula							
Mês:					Ano:		
Nome:					Valor hora/aula:		
Dia	Entrada	Saída	Entrada	Saída	Entrada	Saída	Total
1							00:00
2							00:00
3							00:00
4							00:00
5							00:00
6							00:00
7							00:00
8							00:00
Total							00:00
Registro de ocorrências e observações							
Coordenador					Professor		

Figura 49   Modelo de planilha de carga horária

Nome	Dias	Horário	Departamento Área	Número de horas	Horas/mês	
Nome do funcionário	2ª a 6ª	Entrada/saída	Departamento	"x"	x*5	
Total de horas na semana				"x"	x*5	Valor do salário
Total de horas no mês						
Nome do funcionário	2ª a 6ª	Entrada/saída	Departamento	"x"	x*5	
Total de horas na semana				"x"	x*5	Valor do salário
Total de horas no mês						
Nome do funcionário	2ª a 6ª	Entrada/saída	Departamento	"x"	x*5	
Total de horas na semana				"x"	x*5	Valor do salário
Total de horas no mês						
Nome do funcionário	2ª a 6ª	Entrada/saída	Departamento	"x"	x*5	
Total de horas na semana				"x"	x*5	Valor do salário
Total de horas no mês						
Nome do funcionário	2ª a 6ª	Entrada/saída	Departamento	"x"	x*5	
Total de horas na semana				"x"	x*5	Valor do salário
Total de horas no mês						
Nome do funcionário	2ª a 6ª	Entrada/saída	Departamento	"x"	x*5	
Total de horas na semana				"x"	x*5	Valor do salário
Total de horas no mês			Valor			
Total geral por departamento					Soma das horas/mês	Soma dos salários

Figura 50   Modelo de currículo

FOTO	

Nome completo: _____
Área de atuação na Academia: _____
Modalidades ministradas: _____
Data de nascimento: _____/_____/_____
CREF
Endereço _____ n° _____
Complemento _____   Bairro _____
Cidade _____   CEP _____
Telefone _____   Telefone de parente próximo _____
E-mail _____
Graduação _____   Instituição _____
Ano/semestre _____   Conclusão _____
Pós-graduação _____   Instituição _____
Ano/semestre _____   Conclusão _____
Cursos de extensão _____   Instituição _____
Período _____   Conclusão _____
Cursos de extensão _____   Instituição _____
Período _____   Conclusão _____
Tamanho de uniforme :   Camisa _____   Calça _____   Calçado _____
Peso corporal _____ kg   Estatura_____ cm
Quando fez a última avaliação física? _____
Possui plano de saúde? _____   Qual?_____
Tipo de plano _____   Telefone para contato _____
Quando fez o último curso de primeiros socorros? _____
Sente-se apto a prestar os primeiros socorros em caso de urgência na Academia? ( ) Sim   ( ) Não

Figura 51   Modelo de cronograma de limpeza

2ª feira		3ª feira		4ª feira		5ª feira		6ª feira	
Horário	Local	Horário	Local	Horário	Local	Horário	Local	Horário	Local
06H30	Vestiários	06H30	Vestiários	06H30	Vestiários	06H30	Vestiários	06H30	Vestiários
07H00	Musculação	07H00	Musculação	07H00	Musculação	07H00	Musculação	07H00	Musculação
07H30	Recepção	07H30	Recepção	07H30	Recepção	07H30	Recepção	07H30	Recepção
07H30	Área social	07H30	Área social	07H30	Área social	07H30	Área social	07H30	Área social
08H00	Sala 1	08H00	Escalada	08H00	Sala 1	08H00	Escalada	09H00	Sala 2
09H00	Sala 2	10H00	Sala 2	09H00	Sala 2	10H00	Sala 2	09H30	Sala 2
10H30	Sala 1	11H00	Musculação	09H45	Sala 1	11H00	Musculação	10H00	Sala 2
11H00	Musculação	13H00	Vestiários	11H00	Musculação	13H00	Vestiários	11H00	Musculação
13H00	Vestiários	14H00	Recepção	13H00	Vestiários	14H00	Recepção	13H00	Vestiários
14H00	Recepção	14H00	Área social	14H00	Recepção	14H00	Área social	14H00	Recepção
15H00	Área social	15H00	Área externa	15H00	Área social	15H00	Área externa	15H00	Área social
15H00	Frente da Academia	15H00	Escalada	15H00	Frente da Academia	15H00	Escalada	15H00	Frente da Academia
17H00	Musculação	17H00	Musculação	17H00	Musculação	17H00	Musculação	17H00	Musculação
16H15	Sala 1	18H45	Sala 2	16H15	Sala 1	18H45	Sala 2	17H00	Musculação
16H45	Sala 2	19H00	Vestiários	16H45	Sala 2	19H00	Vestiários	18H45	Vestiários
17H00	Musculação	19H30	Sala 2	17H00	Musculação	19H30	Sala 2	19H30	Sala 2
18H30	Sala 2	19H45	Sala 1	18H30	Sala 2	19H45	Sala 1	19H30	Musculação
18H45	Vestiários	20H00	Musculação	18H45	Vestiários	20H00	Musculação	20H00	Sala 2
19H15	Sala 2	20H45	Sala 2	19H15	Sala 2	20H45	Sala 2	20H15	Sala 1
19H30	Musculação	21H30	Sala 1	19H30	Sala 2	21H30	Vestiários	21H00	Sala 1
20H15	Sala 1	21H30	Vestiários	19H45	Musculação	21H30	Recepção	21H30	Vestiários
20H30	Sala 2	21H30	Recepção	20H15	Sala 1	21H30	Área social	21H30	Recepção
21H15	Sala 1	21H30	Área social	21H15	Sala 1			21H30	Área social
21H30	Vestiários			21H30	Vestiários				
21H30	Recepção			21H30	Recepção				
21H30	Área social			21H30	Área social				

Figura 52 Instrução para limpeza – aparelhos de musculação

Os aparelhos de musculação requerem manutenção preventiva, a fim de que permaneçam em perfeito estado de funcionamento por longo tempo:
- Instale o aparelho em local seco e ventilado.
- Limpe periodicamente a área em que o aparelho se encontra para evitar acúmulo de poeira, mediante aspiração e/ou pano úmido.
- Verifique periodicamente o nivelamento do seu aparelho.
- Verifique pelo menos uma vez por semana os cabos e as polias (se os cabos estão desencapando e se as polias apresentam desgaste acentuado).
- Execute a limpeza e a lubrificação das barras de guia dos pesos apenas com pano de algodão limpo e seco (utilize óleo fino de máquina. Poucas gotas bastam).*

Nota: Quando executar limpeza externa, utilize pano macio não abrasivo, embebido em solução de água limpa com sabão neutro e remova o excesso com pano seco macio não abrasivo, preferencialmente de algodão.

* NÃO UTILIZAR PAPEL TOALHA, TECIDOS ABRASIVOS E/OU DETERGENTE QUE CONTENHA AMÔNIA OU SODA CÁUSTICA.

NUNCA APLIQUE SOLUÇÕES LIMPADORAS DIRETAMENTE SOBRE O EQUIPAMENTO OU SOBRE OS ESTOFADOS.

Figura 53 Instruções para limpeza – bicicletas ergométricas

As bicicletas ergométricas requerem manutenção preventiva, a fim de que permaneçam em perfeito estado de funcionamento por longo tempo:
- Instale seu equipamento em local seco e ventilado.
- Limpe periodicamente a área em que o equipamento se encontra para evitar acúmulo de poeira, mediante aspiração e/ou uso de pano úmido.
- Verifique periodicamente o nivelamento de sua bicicleta ergométrica.
- Verifique se há jogo nos pedais e na caixa central de rolamentos do pé de vela.
- Efetuar limpeza do console de controle e superfícies externas*.
- Mantenha os sensores de batimento cardíaco limpos e isentos de suor.
- Verifique periodicamente o estado das baterias. Substitua-as sempre que houver oxidação dos polos, limpando-os.

Nota: Quando executar limpeza externa da bicicleta ergométrica, utilize pano macio não abrasivo, embebido em solução de água limpa com sabão neutro e remova o excesso com pano seco macio não abrasivo, preferencialmente de algodão.

* NÃO UTILIZAR PAPEL TOALHA, TECIDOS ABRASIVOS E/OU DETERGENTE QUE CONTENHA AMÔNIA OU SODA CÁUSTICA.

NUNCA APLIQUE SOLUÇÕES LIMPADORAS DIRETAMENTE SOBRE O EQUIPAMENTO.

Figura 54 Instruções para limpeza – bicicletas (sala de ciclismo *indoor*)

- A limpeza das bicicletas deve ser feita todos os dias após cada período de uso, com um pano umedecido com álcool e completamente seco. Ao final de cada dia de uso, as *bikes* devem ser novamente limpas, secas e lubrificadas.
- Não utilize álcool ou outros produtos químicos para a limpeza dos bancos, pois causam ressecamento. Utilize sabão neutro.
- Semanalmente, as hastes dos bancos, dos guidões e roda livre devem ser retiradas para limpeza, que deve ser feita com palha de aço e uma mistura de removedor e sabão (ver instrução técnica). As buchas devem ser limpas com uma mistura de removedor e sabão. Após a limpeza, devem ser totalmente secas (ver instrução técnica).
- Os reguladores de carga devem ser limpos e lubrificados mensalmente com uma escova de aço e graxa branca.
- Os sistemas de freio devem ser limpos com uma mistura de removedor e sabão e totalmente secos (cuidado para não contaminar as pastilhas de freio).
- As pastilhas de freio devem ser retiradas mensalmente para limpeza e lubrificação (ver instrução técnica).
- Lubrificar com lubrificante spray as partes cromadas de regulagem de altura e distância do banco, altura do guidão e roda livre.

LIMPEZA

Após aula:

- Limpeza com pano umedecido em mistura de água e álcool; logo após, secar bem com outro pano limpo. Observação: no banco e guidão não usar álcool, só sabão neutro.
- Pode-se passar vaselina (pouca quantidade para não ficar engordurada) na parte preta para dar brilho.
- Quando for realizar a limpeza, tirar toda a carga. Esse procedimento é necessário para não estragar a mola. O professor deve enfatizar esse procedimento ao final da aula, porém os encarregados da limpeza devem vistoriar e fazer.
- Nos guidões das novas *bikes* (por serem mais porosos), usar o pano quase seco para que não fiquem molhados.

Final do dia:

- Usar a mistura de removedor (solvente fraco) + multiuso, na proporção 1:1. Desmontar e limpar as rodas (em cima e laterais), haste do guidão e hastes do banco, com auxílio de uma esponja de aço, sem fazer força. Depois, secar com pano limpo.
- Com um pano umedecido (mistura de removedor/multiuso) e com o auxílio de um cabo (vassoura, chave de fenda), limpar dentro das hastes (buchas plásticas).
- Após a limpeza, fazer a lubrificação. Usar silicone em spray (não pode ser à base de solvente, tem que ser à base de água.). Passar na haste nas 4 fases, na roda, em cima e lateral (tomar cuidado para não cair na lona de freio – centro da roda).
- Não lubrificar a roda, pois poderá cristalizar a pastilha, o que irá causar atrito na roda, gerando riscos, acarretando troca de pastilhas e/ou roda, podendo até entortar o eixo.
- Quando for limpar o centro da roda passar a mistura (removedor/multiuso) com pano e depois passar outro pano limpo. Não usar silicone (em cima da pastilha, no centro da lona de freio), se cair muito silicone vai ficar mais leve, vai patinar, não vai colocar carga. Pode passar cera de polir automóveis.

Nota: Quando a roda da *bike* travar, verificar se isso ocorre por estar enferrujada ou por estar com ajuste.

Nota: Quando for lavar a sala, tomar cuidado para não molhar a *bike*, dar preferência para lavar uma parte e depois trocar a *bike* de lugar e lavar o restante (para evitar ferrugem).

Figura 55   Instruções para limpeza – elípticos

Os elípticos requerem manutenção por parte do proprietário, a fim de que permaneçam em perfeito estado de funcionamento, por longo período:

- Instale seu elíptico em local seco e ventilado.
- Limpe periodicamente a área em que o equipamento se encontra, para evitar acúmulo de poeira, mediante aspiração e/ou pano úmido.
- Verifique periodicamente o nivelamento de seu elíptico.
- Efetue a limpeza do console de controle e superfícies externas*.
- Mantenha os sensores de batimento cardíaco limpos e isentos de suor.
- Verifique pelo menos uma vez por semana o funcionamento do botão de parada de emergência (*stop*).

Nota: Ao executar limpeza externa, utilize pano macio não abrasivo, umedecido em solução de água limpa com sabão neutro e remova o excesso com pano seco macio não abrasivo, preferencialmente de algodão.

* NÃO UTILIZAR PAPEL TOALHA, TECIDOS ABRASIVOS E/OU DETERGENTE QUE CONTENHA AMÔNIA OU SODA CÁUSTICA.

NUNCA APLIQUE SOLUÇÕES LIMPADORAS DIRETAMENTE SOBRE O EQUIPAMENTO.

Figura 56   Instruções para limpeza – esteiras

As esteiras requerem um mínimo de manutenção por parte do proprietário, a fim de que permaneçam em perfeito estado de funcionamento por longo tempo:

- Instale sua esteira em local seco e ventilado.
- Limpe periodicamente a área em que o equipamento se encontra para evitar acúmulo de poeira, mediante aspiração e/ou uso de pano úmido.
- Verifique periodicamente o nivelamento da sua esteira, para evitar torção no chassis do equipamento e que a lona corra, danificando-se.
- Verifique periodicamente as condições da lona, do deck e a quantidade de solução lubrificante (silicone).
- Verifique periodicamente o alinhamento lateral da lona.
- Limpar o console de controle e superfícies externas*.
- Mantenha os sensores de batimento cardíaco limpos e isentos de suor. (Quando existirem).
- Verifique semanalmente os bicos de ejeção da solução lubrificante (silicone). Não utilize instrumentos para desobstruí-los, use somente água quente.
- Verifique pelo menos uma vez por semana o funcionamento do botão de parada de emergência (*stop*).

Nota: Quando executar limpeza externa da sua esteira, utilize pano macio não abrasivo, embebido em solução de água limpa com sabão neutro e remova o excesso com pano seco macio não abrasivo, preferencialmente de algodão.

* NÃO UTILIZAR PAPEL TOALHAS, TECIDOS ABRASIVOS E/OU DETERGENTES QUE CONTENHAM AMÔNIA OU SODA CÁUSTICA.

NUNCA APLIQUE SOLUÇÕES LIMPADORAS DIRETAMENTE SOBRE O EQUIPAMENTO.

Figura 57   Instruções para limpeza – simuladores de escada

Os simuladores de escada requerem manutenção por parte do proprietário, a fim de que permaneçam em perfeito estado de funcionamento:

- Instale seu simulador de escada em local seco e ventilado.
- Limpe periodicamente a área em que o equipamento se encontra para evitar acúmulo de poeira, mediante aspiração e/ou uso de pano úmido.
- Verifique periodicamente o nivelamento do seu simulador de escada.
- Efetue a limpeza do console de controle e superfícies externas*.
- Mantenha os sensores de batimento cardíaco limpos e isentos de suor.
- Verifique pelo menos uma vez por semana o funcionamento do botão de parada de emergência (*stop*).

Nota: Quando executar limpeza externa de seu simulador de escada, utilize pano macio não abrasivo, embebido em solução de água limpa com sabão neutro e remova o excesso com pano seco macio não abrasivo, preferencialmente de algodão.

* NÃO UTILIZAR PAPEL TOALHA, TECIDOS ABRASIVOS E/OU DETERGENTE QUE CONTENHA AMÔNIA OU SODA CÁUSTICA.

NUNCA APLIQUE SOLUÇÕES LIMPADORAS DIRETAMENTE SOBRE O EQUIPAMENTO.